轻松速学中医特色疗法丛书

图解穴位贴敷疗法

总主编 郭长青

主编 郭长青 杨淑娟

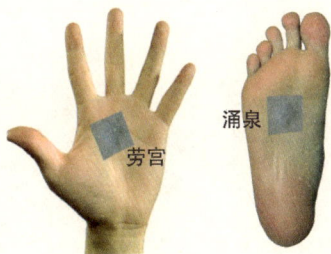

劳宫

涌泉

中国医药科技出版社

内 容 提 要

　　本书是《轻松速学中医特色疗法丛书》之一，是一本全面介绍穴位贴敷疗法的普及读物。在总论部分，作者对穴位贴敷的起源与发展、理论依据、取穴特点、常用剂型及注意事项等内容作了简要介绍；在治疗部分，侧重介绍了穴位贴敷疗法在内科、外科、儿科、妇科及男科疾病中的应用，对于书中涉及的穴位均配以人体穴位图和穴位贴敷治疗图。本书图文并茂，实用性强，可供临床医生及广大中医爱好者阅读参考。

图书在版编目（CIP）数据

图解穴位贴敷疗法/郭长青，杨淑娟主编.—北京：中国医药科技出版社，2012.1
（轻松速学中医特色疗法丛书/郭长青主编.）
ISBN 978 - 7 - 5067 - 5125 - 4

Ⅰ.①图⋯　Ⅱ.①郭⋯　②杨⋯　Ⅲ.①穴位 - 中药外敷疗法 - 图解
Ⅳ.①R244. 9 - 64

中国版本图书馆 CIP 数据核字（2011）第 154873 号

美术编辑　陈君杞
版式设计　郭小平
出版　中国医药科技出版社
地址　北京市海淀区文慧园北路甲 22 号
邮编　100082
电话　发行：010 - 62227427　邮购：010 - 62236938
网址　www. cmstp. com
规格　710 × 1020mm $\frac{1}{16}$
印张　11
字数　186 千字
版次　2012 年 1 月第 1 版
印次　2012 年 1 月第 1 次印刷
印刷　三河市华新科达彩色印刷有限公司
经销　全国各地新华书店
书号　ISBN 978 - 7 - 5067 - 5125 - 4
定价　25.00 元
本社图书如存在印装质量问题请与本社联系调换

编委会

前 言

　　穴位贴敷疗法是中医临床常用的外治方法，是中医学中一种独特的养生保健方法。穴位贴敷疗法以中医基本理论为指导，根据治疗需要将各种不同的药物制成相应的剂型，贴敷于患处或一定的穴位上，通过药力作用于肌表，传于经络、脏腑，从而达到治疗目的。穴位贴敷疗法，是以中医经络学说为理论依据，把药物研成细末，用水、醋、酒、蛋清、蜂蜜、植物油、清凉油、药液甚至唾液调成糊状，或用呈凝固状的油脂（如凡士林等）、黄醋、米饭、枣泥制成软膏、丸剂或饼剂，或将中药汤剂熬成膏，或将药末散于膏药上，再直接贴敷穴位、患处（阿是穴），用来治疗疾病的一种无创痛穴位疗法。它是中医治疗学的重要组成部分，是我国劳动人民在长期与疾病作斗争中总结出来的一套独特的、行之有效的治疗方法，它经历了无数次的实践、认识、再实践、再认识的发展过程，有着极为悠久的发展历史。

　　穴位贴敷疗法有着悠久的历史，可以追溯到原始社会时期。人们用树叶、草茎等涂敷伤口，逐渐发现有些植物外敷能减轻疼痛并止血，甚至可以加速伤口的愈合，这可看作是中药贴敷治病的起源。在湖南长沙马王堆汉墓出土的我国现存最早的医方专著《五十二病方》中有"蚖……以蓟印其中颠"的记载，即用芥子泥贴敷于百会穴治疗毒蛇咬伤。

　　随着医学实践的不断发展，穴位贴敷疗法也得到了不断地发展和完善。尤其是在现代，现代科学技术的发展为穴位贴敷疗法的发展注入了新的生机和活力，各种新型膏剂不断涌现，极大地丰富了穴位贴敷疗法，提高了穴位贴敷的临床疗效，扩大了穴位贴敷疗法的临床应用范围。穴位贴敷疗法不但在国内影响日益广泛，在国外也逐渐兴起，被越来越多的人所接受。如德国慕尼黑大学医学部发明的避孕膏，贴敷在腋下可收到避孕的良好效果；日本大正株式会社研制的具有温经活血止痛作用的辣椒膏也深受人们的欢迎。

穴位贴敷疗法操作简便易学，使用安全，疗效可靠，毒副作用极小，易于被患者接受，尤其适用于老幼体弱的患者，对于攻补难施之时、不能服药之症、不肯服药之人，更具有内服疗法所不具备的诸多优点，因此可广泛应用于临床各科疾病的治疗。

为了进一步推广穴位贴敷疗法，使其走进千家万户，我们组织有关学者，结合二十余年的临床经验，认真编写了本书。本书选取了穴位贴敷疗法的常见、有效病种，以直观形象的图解形式对其穴位贴敷治疗进行了介绍。本书的最大特点就是通俗易懂、图文并茂。对于书中涉及的贴敷穴位我们均匹配了清晰的真人操作图，配合简单通俗的语言说明，读者可轻松掌握书中介绍的穴位贴敷治疗方法。我们希望本书的出版能为穴位贴敷疗法的普及推广起到积极的促进作用，让穴位贴敷疗法为更多的人祛除病痛、带来健康。

编　者
2011 年 6 月

目录

第一章　穴位贴敷疗法总论

第一节　历史与发展　　　　/ 1
第二节　理论依据及作用原理　/ 3
第三节　选穴原则　　　　　/ 4
第四节　常用剂型及使用方法　/ 5
第五节　使用注意事项　　　/ 6

第二章　内科疾病穴位贴敷疗法

第一节　感冒　　　　　　　/ 9
第二节　咳嗽　　　　　　　/ 12
第三节　支气管哮喘　　　　/ 16
第四节　呃逆　　　　　　　/ 20
第五节　呕吐　　　　　　　/ 24
第六节　胃痛　　　　　　　/ 29
第七节　腹痛　　　　　　　/ 31
第八节　腹泻　　　　　　　/ 34
第九节　便秘　　　　　　　/ 38
第十节　黄疸　　　　　　　/ 41
第十一节　水肿　　　　　　/ 45
第十二节　癃闭　　　　　　/ 47
第十三节　淋证　　　　　　/ 50
第十四节　胸痹　　　　　　/ 52
第十五节　心悸　　　　　　/ 56
第十六节　头痛　　　　　　/ 58
第十七节　中风　　　　　　/ 62
第十八节　失眠　　　　　　/ 67
第十九节　血证　　　　　　/ 71
第二十节　虚劳　　　　　　/ 73
第二十一节　汗证　　　　　/ 76
第二十二节　高血压病　　　/ 80
第二十三节　癌痛　　　　　/ 83

第三章　妇科、男科疾病穴位贴敷疗法

第一节　痛经　　　　　　　/ 86
第二节　月经不调　　　　　/ 89
第三节　闭经　　　　　　　/ 90
第四节　崩漏　　　　　　　/ 92
第五节　带下病　　　　　　/ 96
第六节　乳腺炎　　　　　　/ 98

第七节　乳腺增生　　　　　/ 100
第八节　妊娠呕吐　　　　　/ 102
第九节　先兆流产　　　　　/ 104
第十节　产后尿潴留　　　　/ 108

第十一节　遗精　　　　　　/ 110
第十二节　前列腺增生　　　/ 114
第十三节　鞘膜积液　　　　/ 117

第四章　　儿科疾病穴位贴敷疗法

第一节　小儿发热　　　　　/ 119
第二节　小儿肺炎　　　　　/ 123
第三节　小儿疳积　　　　　/ 126
第四节　小儿腹痛　　　　　/ 129
第五节　小儿泄泻　　　　　/ 131

第六节　小儿遗尿　　　　　/ 134
第七节　小儿疝气　　　　　/ 138
第八节　惊风　　　　　　　/ 140
第九节　痄腮　　　　　　　/ 144
第十节　鹅口疮　　　　　　/ 146

第五章　　外科疾病穴位贴敷疗法

第一节　疔疖疮疡　　　　　/ 148
第二节　丹毒　　　　　　　/ 151
第三节　结石　　　　　　　/ 153
第四节　皮癣　　　　　　　/ 155

第五节　湿疹　　　　　　　/ 159
第六节　褥疮　　　　　　　/ 161
第七节　烧烫伤　　　　　　/ 163
第八节　冻疮　　　　　　　/ 165

第一章　穴位贴敷疗法总论

第一节　历史与发展

穴位贴敷疗法是中医临床常用的外治方法，是指在中医基本理论的指导下根据治疗需要将各种不同的药物制成相应的剂型，贴敷于患处或一定的穴位上，通过药力作用于肌表，传于经络、脏腑，从而达到治疗目的的一种方法。其中某些带有刺激性的药物贴敷穴位可以引起局部充血发泡甚至化脓如灸疮，此时又称为"天灸"或"自灸"，现代也称发泡疗法；若将药物贴敷于脐中（神阙穴），通过脐部吸收或刺激脐部以治疗疾病时，又称敷脐疗法或脐疗。

穴位贴敷疗法的应用在我国有着悠久的历史，可以追溯到原始社会时期。人们用树叶、草茎等涂敷伤口，逐渐发现有些植物外敷能减轻疼痛并止血，甚至可以加速伤口的愈合，这可看作是中药贴敷治病的起源。

在湖南长沙马王堆汉墓出土的我国现存最早的医方专著《五十二病方》中有"蚖……以蓟印其中颠"的记载，即用芥子泥贴敷于百会穴，使局部皮肤发红治疗毒蛇咬伤。春秋战国时期，人们对穴位贴敷疗法的作用和疗效已有一定的认识并逐步运用于临床。《灵枢·经筋》中记载"足阳明之筋……颊筋有寒，则急引颊移口，有热则筋缓，不胜收故僻，治之以马膏，膏其急者，以白酒和桂，以涂其缓者……"被后世誉为膏药之始，开创了现代膏药之先河。东汉时期的医圣张仲景在《伤寒杂病论》中记述了烙、熨、外敷、药浴等多种外治之法，而且列举的各种贴敷方，有证有方，方法齐备，如治劳损的五养膏、玉泉膏，至今仍有效地指导临床实践。

晋唐时期，随着针灸学的发展，医家把外敷法与经络腧穴的功效相结合，出现了穴位贴敷疗法。葛洪的《肘后备急方》中记载"治疟疾寒多热少，或但寒不热，临发时，以醋和附子末涂背上"并收录了大量的外用膏药，如续断青、丹参青、雄黄膏、五毒神膏等，注明了具体的制用方法。孙思邈在《孙真人海上方》中写道：小儿夜哭最堪怜，彻夜无眠苦通煎，朱甲末儿脐上贴，悄悄清清自然安，并提出了"无病之时"用青摩卤上及足。动以避"寒心"等未病先防的思想。宋明时期，中药外治法不断改进和创新，极大地丰富了穴位贴敷疗法的内容。《太平圣惠方》、《圣济总录》、《普济方》、《本草纲目》中均收载了不少穴位贴敷方并为人们所熟知和广泛采用。

清代是穴位贴敷疗法较为成熟的阶段，出现了不少中药外治的专著，其中以《急救广生集》、《理瀹骈文》最为著名，二者较为完整的理论体系标志着贴敷疗法的成熟。《急救广生集》是程鹏之经数十年精心汇聚而成，详细地记载了清代嘉庆前千余年的穴位外敷治病的经验和方法，并强调在治疗过程中应注意"饮食忌宜"、"戒色欲"等，是后世研究和应用外治的经典之作。吴师机结合自己的临床经验，对外治法进行了系统的整理和理论探索，著成《理瀹骈文》一书。书中每种病的治疗都以膏药薄贴为主，选择性地配以点、敷、熨、洗、搐、擦等多种外治法，且把穴位贴敷疗法治疗疾病的范围推及到内、外、妇、儿、皮肤、五官等科，提出了"以膏统治百病"的论断。并依据中医基本理论，对内病外治的作用机制、制方遣药、具体运用等方面，作了较详细的论述，提出外治部位"当分十二经"，药物当置于"经络穴选"与针灸之取穴同一理之论点。

建国以后，专家学者们对历代文献进行考证、研究和整理，大胆探索，不但用穴位贴敷治疗常见病，而且还应用本法治疗肺结核、肝硬化、冠心病、高血压、各种传染病以及其他疑难病种。如用抗癌中药制成的化瘀膏，外用治疗癌症取得了可靠效果，不仅有止痛之效，而且还有缩小癌瘤之功。现在许多边缘学科及交叉学科的出现为穴位贴敷疗法注入了新的活力，一方面运用现代生物、理化等方面的知识和技术，研制出新的具有治疗作用的仪器并与穴位贴敷外治协同运用，另一方面研制出不少以促进药物吸收为主，且使用方便的器具。尤为可喜的是开始注意吸收现代药学的成果，用来改革剂型和贴敷方式，包括加入化学发热物质后配制成的熨贴剂，如代温灸膏等；用橡胶和配合剂作为基质，加入中药提炼的挥发油或浸膏制成的硬膏剂，如麝香虎骨膏、关节止痛膏等；使药物溶解或分解在成膜材料中制成的药膜状固体帛制剂或涂膜剂，如斑蝥发泡膜等；还有在贴敷方中加入透皮吸收促进剂来促进治疗性药物高效率地均匀持久地透过皮肤，如复方洋金花止咳平喘膏等。

穴位贴敷疗法不但国内影响广泛，在国外也逐渐兴起，被越来越多的人所接受。如德国慕尼黑大学医学部发明的避孕膏，贴敷在腋下可收到避孕的效果；日本大正株式会社研制的具有温经活血止痛作用的辣椒膏在社会中也深受人们的欢迎。

穴位贴敷疗法操作简便易学，使用安全，毒副作用极小而乐于被患者所接受，尤其适用于老幼体弱的患者，对于攻补难施之时、不能服药之症、不肯服药之人，更具有内服疗法所不具备的诸多优点，因此被广泛应用于临床各科疾病的治疗，受到越来越多的人的喜爱。

第二节　理论依据及作用原理

一、理论依据

穴位贴敷的治疗方法既有穴位刺激作用，又通过特定的药物吸收以发挥明显的药理作用，本疗法可发挥药物、腧穴的双重治疗作用而使疗效倍增。

1. 经络学说　穴位贴敷使外用敷药通过皮毛、经穴、经脉而起作用，达到以肤固表，以表托毒，以经通脏，以穴除邪、扶正强身的目的。《灵枢·海论》说"十二经脉者，内属于脏腑，外络于肢节。"，《灵枢·九针十二原》注："节之交三百六十五合；所言节者，神气之所游行出入也，非皮肉筋骨也。"指出经络内属脏腑，外络肢节，沟通表里，是一切疾病的反应部位。《灵枢·本藏》说："经脉者，所以行气血而营阴阳，濡筋骨，利关节者也。"指出经络的根本功能是运行气血、协调阴阳，营养和控制全身。腧穴不仅是经气游行出入体表之所在，而且有反映病痛和通过针灸刺激以达到补虚泻实，防病治病的作用。借助穴位本身的治疗作用和经络沟通表里的属性，穴位贴敷疗法不但能治疗局部病变，还可通过经络腧穴与脏腑的联系治疗全身疾患。

2. 药物特性　各种药材除具备寒热温凉、升降沉浮的特性外还各自具有解表、清热、理气、理血、祛风、安神、调补气血等作用。《理瀹骈文》指出："外治之理，即内治之理，外治之药，亦即内治之药，所异者发耳。"说明内服有效的药物也可以作为外敷之用。药物之不同的气味均可通过经络系统直达病所发挥作用，药物的使用总纲无异于内服疗法，寒者热之，热者寒之。虚则补之，实则泻之，即吴氏所说的"郁者以宣，乖者以协，泛者以归，停者以逐，满者以泄，劳者以破，滑者以留，阻者以行，逆上者为之降，陷下者为之提，格于中者为之通，越于外者为之敛"。

3. 功效　穴位贴敷的功效可概括为四个字："拔"、"截"、"通"、"调"。凡病所聚集之处"拔"之则病邪能出，免除深入内陷之患；"截"之则邪气内消，解除妄行传遍之虞；"通"可行滞解郁，化积消瘀，调和营卫；"调"之则阴平阳秘，无脏腑偏盛偏虚之虑。具体而言可包括活血祛瘀，通络止痛；清热解毒，消肿止痛；祛痰解痉，软坚散结；疏通经络，祛风除邪；调和阴阳，健脾开胃；调整气血，强健脏腑等。

二、作用原理

用西医学解释，药物透过皮肤吸收的过程有三个步骤：一是释放，指药物从基质中释放出来扩散到皮肤或贴膜上。贴敷药物中所含的表面活性剂可促进被动扩散的吸收，增加表皮类脂膜对药物的透过率。二是穿透，指药物透过表皮进入内皮。在此过程中药物于体表局部形成一种汗水难以蒸发扩散的密闭状态，使角质层含水量提高。角质层经水合作用后可膨胀呈多孔状态，易于药物穿透。三是吸收，指药物透入皮肤与黏膜后通过血管进入体循环而产生全身作用。

1. 抗菌消炎 理分析证实部分中药有抗菌、抗病毒的化学成分，因而对局部有良好的抗感染作用，同时部分药物还有抑制或杀灭真菌的作用。对外敷药化腐生肌作用的研究表明其可促进细胞的增生分化和肉芽组织的增长速度，在一定程度上加速伤口愈合。穴位贴敷能促进巨噬细胞的游出而巨噬细胞具有吞噬细菌、异物和坏死组织碎片，提高局部抗感染能力的作用，还有调节胶原代谢的作用，对伤口愈合有重要意义。因此穴位贴敷可改善创面血液循环，增加局部血氧供给，加速创面新陈代谢，促进创面愈合。

2. 提高免疫 穴位贴敷可刺激皮肤的神经末梢感受器，通过神经系统形成新的反射，从而破坏原有的病理反射联系；药物的刺激在大脑皮层形成一个新的兴奋灶，遗留下痕迹反射，长期的抑制作用改变了下丘脑－垂体－肾上腺皮质轴的功能状态，改善机体的免疫状态，增强机体抗病能力。

3. 提高药效 西医学研究认为穴位给药的生物利用度明显高于一般给药，因腧穴对药物具有敏感性和放大效应。通过药物对皮肤的刺激引起皮肤和患部的血管扩张，促进局部和周身的血液循环，增强新陈代谢，改善局部组织营养，提高细胞免疫和体液免疫功能。此外经皮肤吸收的药物极少通过肝脏，也不经过消化道，一方面可避免肝脏及各种消化酶、消化液对药物成分的分解破坏，从而使药物保持更多的有效成分，更好地发挥治疗作用；另一方面也避免了因药物对胃肠的刺激而产生的一些不良反应。所以，此法可以弥补药物内治的不足。对于衰老稚弱者、病药格拒、药入即吐者尤宜。

近来年，人们还将透皮吸收促进剂引进中药外治领域，使药物呈分子或亚分子状态均匀的分布于基质中，以利于迅速、均匀的透皮吸收进入血液循环，既促进了外用药物的吸收，又保持了血药浓度的稳定。

第三节 选穴原则

穴位贴敷疗法的使用根据八纲辨证的结论选用相应的药物配伍，在经络学说的指导下选取适当的穴位进行贴敷治疗。贴敷药物与内服方药在选药上有一定区别，但许多外敷药物在临床上可以内外通用，如镇痛、活血、舒筋、清热等药物。外用于贴敷时药物毒副作用减小；即使由峻猛药物配伍的外用敷药直接造成的副作用也极小。穴位贴敷的选穴原则与针灸用穴基本一致，但又有其特殊性，如多直接选用痛点，即针灸常用的"阿是穴"，利于药物直接作用于患处。其次是多选用窍穴，如神阙，因其与内脏有密切的联系。贴敷时多以主穴为中心点，兼贴周围其他穴位。

1. 局部取穴　局部取穴指选取疾病发生部位局部或临近部位的腧穴进行贴敷治疗。本方法根据每一腧穴都能治疗所在部位局部和临近部位的病证这一普遍规律取穴，多用于治疗体表部位明显和较局限的症状，如胃痛取中脘、梁门等。

2. 远端取穴　远端取穴指选取距疾病发生部位较远的腧穴进行贴敷治疗。本方法根据每一腧穴都能治疗其所属经络及其相连脏腑病证这一普遍规律取穴，应用时可扩展到其表里经的有关腧穴，如胃痛取足三里。对于脏腑疾病，郄穴往往是远端取穴时较好的选择。

3. 随证取穴　随证取穴指针对某些全身症状或针对病因病机而取穴。本方法根据中医理论和腧穴主治功能取穴，如哮喘取肺俞、定喘等。对于脏腑疾病，往往选择脏腑之气输注于背部的俞穴和输注于胸腹部的募穴。

4. 按神经分布取穴　按神经分布取穴指根据人体生理解剖基础，按照脊神经及其所形成的神经丛、神经干的分布而取穴。如内脏发生疾病时可选用相应节段的夹脊穴来治疗。

第四节　常用剂型及使用方法

一、鲜药泥剂

新采集的鲜生药清水洗净后切碎捣烂成为泥状，应用时将新鲜药泥敷于患处或相应穴位上，外盖油纸、纱布，胶布固定。本方法制作简便，药量易于控制，但由于采用鲜生药，一般需要现用现制。

二、鲜药汁剂

新采集的鲜生药清水洗净切碎捣烂成为泥状后倒在纱布上，用纱布将药泥包裹后挤汁。应用时将脱脂棉或纱布在鲜药汁中浸泡，待脱脂棉或纱布吸取足量药汁后，敷于患处或相应穴位上，外盖油纸、塑料薄膜，胶布固定。本方法制作简单，但同鲜药泥剂一样，要采用鲜生药，一般需要现用现制。

三、药液剂

将药物放于砂锅内加水浸泡，按中药煎制方法煎煮，去渣取液。应用时将脱脂棉或纱布在药液中浸泡，待脱脂棉或纱布吸取足量药液后，敷于患处或相应穴位上，外盖油纸、塑料薄膜，胶布固定。

四、药糊剂

将药物研成细粉末状，在药末中加入适当的调和剂如水、油、酒、醋、蜜、茶等，搅拌成糊状；多汁的鲜生药材可榨汁后与面粉搅拌成糊状。应用时将药糊敷于患处或相应穴位上，外盖油纸、纱布或塑料薄膜，胶布固定。本方法制作简单，剂型具有吸水、保护创面等作用，对于热症肿毒、跌打损伤等疗效显著。

合理选择调和剂有利于发挥药物的药效，如用醋调贴敷药能起解毒、化瘀、敛疮的作用，并且可以缓和过猛的药性。用酒调贴敷药能起到行气活络、消肿止痛的作用。

五、药膏剂

药膏剂是将药粉直接和油脂类如动物油、松脂、黄白腊、饴糖、凡士林等调和成硬糊状的制剂。应用时将药膏摊于棉垫或桑皮纸上，贴敷于患处或相应穴位上，胶布固定。本方法制作的药剂柔软润滑，涂展性好，具有较强的穿透性，多用于干燥肥厚性皮肤病及少许湿润的创面。

六、膏药

膏药是将药粉与香油、蜂蜡等基质混合炼制后涂展于一定规格的布、皮、桑皮纸上而制成的硬膏制剂。应用时需将膏药烤软，揉搓使药物分布薄厚均匀后贴于患处或相应穴位上。本剂型应用方便且便于收藏携带，适用范围较广。

第五节　使用注意事项

一、适应证

穴位贴敷疗法的适应证较广，凡内服法可以治疗的疾病皆可以用贴敷来治疗，包括内、外、妇、儿、皮肤、五官等各科疾病。穴位贴敷疗法既可以单独使用又可以与内服法或其他疗法结合使用，临床以提高疗效为宗旨，使用时在方法上不必拘泥。

二、注意事项

（1）所贴部位要严格消毒，皮肤破溃或红肿处贴敷应慎重。

（2）注意药膏的软硬度，防止膏药干燥而造成皮肤裂伤。

（3）注意贴敷物的温度，避免因膏药过凉而粘贴不牢或因过热而烫伤皮肤。

（4）穴位贴敷后应外加固定，防止药物脱落或移位，贴敷过程中未加覆盖物时要保持适当的体位，不要轻易移位。若在头面部贴敷则需加绷带固定，防止药物掉入眼内，发生意外。

（5）头面、关节、神经血管表浅处等部位不宜使用刺激性太强的药物，以免发泡遗留瘢痕，影响容貌或功能活动。

（6）每次贴敷穴位不宜过多，用药量不宜过大，贴敷面积不宜过大，时间不宜过久，以免引起其他不良反应。

（7）进行贴敷时应注意保暖，避免受凉，特别在寒冷季节进行贴敷时宜覆盖衣被保温。

（8）药物过敏体质者不宜使用药物贴敷。

（9）孕妇使用药物贴敷时禁用麝香类影响胎儿发育的药物。

（10）小儿皮肤娇嫩，不宜使用刺激性过强的药物。

三、常见异常情况的处理

由于穴位贴敷的药物剂型较多，其功效全面，药性较宽泛，使用灵活，因此穴位贴敷疗法没有绝对的禁忌症。需要强调的是使用中应注意通过辨证选取药物，不可使药性与病症相悖。另外，对于使用敷贴药物产生过敏反应者应及时调整用药，以防过敏加重。对危、急、重病症者应慎用。穴位贴敷可能出现的异常情况可按以下方法对症处理。

1. 中毒 些外敷药物含有有毒成分，不宜内服。配制好的此类药物须妥善保管，防止儿童误食中毒。对于剧毒药物如斑蝥、砒石等，外用也不宜过量或持续使用，创面大者更加不宜使用，以防止吸收中毒。

2. 水泡 在贴敷药物处出现水泡十分常见，主要因药物刺激或胶布过敏所致。水泡的大小与性别、年龄有一定关系。儿童及青壮年女性水泡常较大，青壮年男性及老年人水泡常较小。

若皮肤发泡，可将贴敷物取下，对小水泡表面涂以龙胆紫任其自行吸收。水泡较大者可以消毒三棱针从水泡下端挑破，排出液体，或用1次性注射器抽出泡液，然后涂以龙胆紫，外用消毒敷料覆盖。操作过程中尽量保持水泡处皮肤完好。

3. 疼痛 某些人穴位贴敷后会感觉疼痛或出现痒麻等现象。疼痛的程度与患者的年龄、性别及皮肤的个体差异有一定关系。婴幼儿、青壮年妇女多反映疼痛较剧，老年患者则多能忍受。烧灼性剧痛，敷药后几分钟即可产生，除去药物后仍可能持续一段时间。一般而言穴位贴敷药物后在敷药处出现热、凉、麻、痒或轻中度疼痛属于正常现象，无需处理，待达到所要求的贴敷时间后除去药物即可。如贴敷处有烧灼或针刺样剧痛，患者无法忍受，可提前揭去药物。

4. 过敏 过敏也是穴位贴敷过程中常见现象之一。轻者表现为局部皮肤瘙痒、发红、丘疹或水泡，重者可出现局部溃烂。主要因药物或胶布刺激皮肤所致。轻度过敏者，可适当缩短每次贴敷治疗时间，及延长两次治疗的间歇时间。夏季天热出汗多，尤其应当注意。对胶布过敏者，可改用纱布、绷带固定。严重过敏者较少见，此种情况可能与患者的过敏体质有关。因此，医生对初次贴敷患者应仔细询问是否有过敏病史或家族过敏史，家庭使用贴敷疗法时也应留意此方面的内容。

5. 感染 感染的出现率较低，这可能与许多贴敷药物本身有显著抗感染作用有关。临床为防止感染发生，所选用的药物须除去杂质，穴位要严格消毒。夏季贴敷时间应相对缩短。贴敷后局部如有丘疹、水泡者，须保护好贴敷面，防止继发感染。一旦有感染发生，须对症处理。

第二章 内科疾病穴位贴敷疗法

第一节 感　冒

【概述】 感冒又称伤风，是由病毒或细菌引起的急性上呼吸道炎症。一年四季均可发病，但以春冬季及气候骤变时多发。如在一个时期内广泛流行，症状多类似，称为时行感冒。本病在中医学中属于"伤风"、"感冒"的范畴。

【临床表现】 初期一般多见鼻塞、流涕、喷嚏、声重、恶风，继则发热、咳嗽、咽痒或痛、头痛、全身酸楚不适等。病程约5~7天，一般伤风全身症状不重，少有传变，时行感冒多呈流行性，常突然恶寒、高热、全身酸痛，全身症状明显，且可入里化热，变生他病。

【穴位贴敷治疗】

处方一

1. 用药　胡椒15克，丁香9克，葱白适量。
2. 用穴　大椎、劳宫。（图1）
（1）大椎：在脊柱区，第7颈椎棘突下凹陷中，后正中线上。
（2）劳宫：在掌区，横平第3掌指关节近端，第2、3掌骨之间偏于第3掌骨。

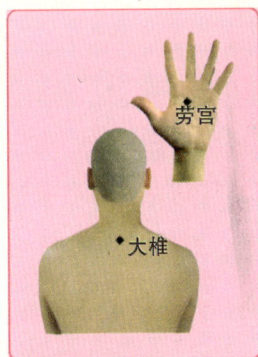

a. 取穴

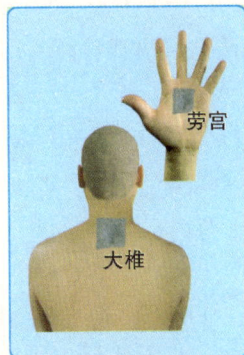

b. 穴位贴敷后

图5　感冒处方一

3. 用法　将上述药物研成细末，加入葱白捣烂混匀成糊状，取适量涂于穴位上，胶布固定 1 小时。早晚各 1 次，2~3 日为 1 疗程。

4. 主治　风寒感冒。

处方二

1. 用药　连翘 15 克，薄荷 9 克，淡豆豉 30 克。

2. 用穴　风池、大椎、神阙。（图 2、图 3）

（1）风池：在颈后区，枕骨之下，胸锁乳突肌上端与斜方肌上端之间的凹陷中。

（2）大椎：在脊柱区，第 7 颈椎棘突下凹陷中，后正中线上。

（3）神阙：在脐区，脐中央。

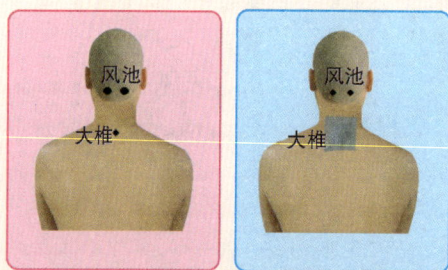

a. 取穴	b. 穴位贴敷后

图 2　感冒处方二（1）

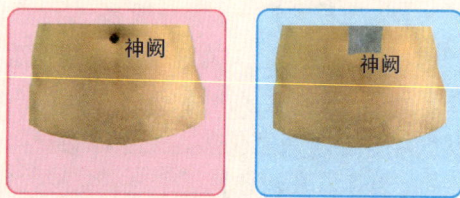

图 3　感冒处方二

3. 用法　将上述药物研成细末，取 20 克药末加入适量葱白，捣烂混匀成糊状，取适量涂于风池、大椎上，胶布固定。再取药末 15 克，填于神阙，将清水滴于药末之上，周围以纱布或面糊围住以防止水从脐中溢出，胶布固定。每日 1~2 个小时，每日 1 次，2~3 次为 1 疗程。

4. 主治　风热感冒。

处方三

1. 用药　党参 10 克，黄芪 10 克，生地黄 10 克，当归 10 克，川芎 10 克，柴胡 10 克，陈皮 10 克，羌活 10 克，白术 10 克，防风 10 克，细辛 8 克，甘草 8 克，生姜、葱白、大枣适量。

2. 用穴　膻中。（图 4）

膻中：在胸部，横平第 4 肋间隙，前正中线上。

3. 用法　将上述药物研成细末，按膏药的制作方法用麻油熬黄丹收。每次取膏药适量涂于穴位上，胶布固定。每日或隔日换药 1 次，3~5 次为 1 疗程。

4. 主治　气虚感冒及血虚感冒。

处方四

1. 用药　羌活 10 克，佩兰叶 10 克，苍术 6 克，香薷 6 克，明矾 6 克，生姜适量。

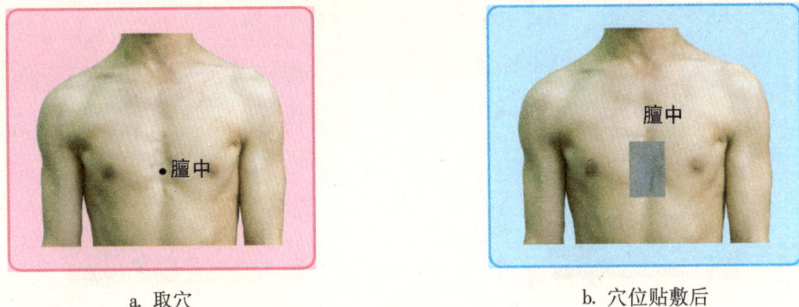

a. 取穴　　　　　　　　　　　　b. 穴位贴敷后

图4　感冒处方三

2. 用穴　劳宫、涌泉。（图5）

（1）劳宫：在手掌心，横平第3掌指关节近端，第2、3掌骨之间偏于第3掌骨。

（2）涌泉：在足底，屈足卷趾时足心最凹陷处。

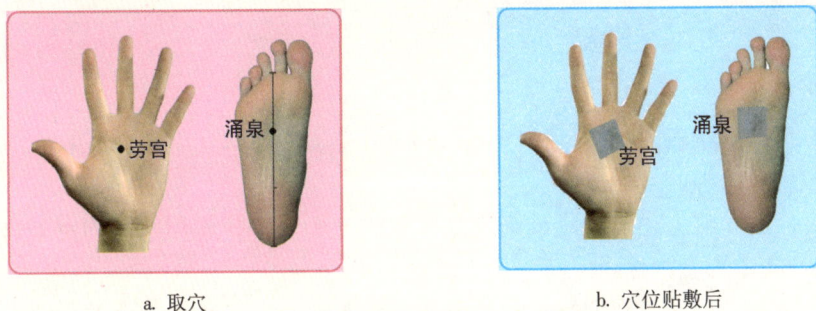

a. 取穴　　　　　　　　　　　　b. 穴位贴敷后

图5　感冒处方四

3. 用法　将上述药物研成细末，生姜榨汁，取20克药末加入生姜汁调成稠糊状，制成直径3厘米的药饼，分别贴于穴位上时，胶布固定，每日换药1次，3次为1疗程。

4. 主治　暑湿感冒。

处方五

1. 用药　紫苏叶15克，贯众15克，薄荷15克，葱白15克。

2. 用穴　神阙。（图3）

3. 用法　将上述药物捣烂成糊状，填于脐中，周围以纱布或面糊围住以防止药物从脐中溢出，胶布固定。每日换药1次，3次为1疗程。

4. 主治　流行性感冒。

处方六

1. 用药　鲜地龙10条，白糖、面粉适量。

2. 用穴　囟门、神阙。（图3、图6）

（1）囟门：在头部，前发际正中点直上2寸。

（2）神阙：在脐区，脐中央。

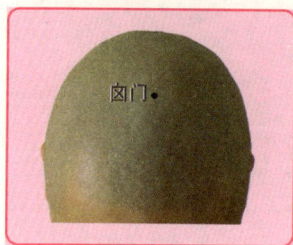

a. 取穴

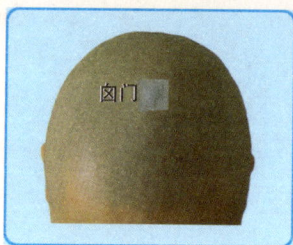

b. 穴位贴敷后

图6　感冒处方六

3. 用法　将地龙放入容器内撒入白糖，待地龙体液外渗后加入面粉调和成黏稠糊状，制成直径3厘米的药饼，分别于穴位上贴敷4~6小时，早晚各1次，2~3日为1疗程。

4. 主治　小儿风热感冒。

处方七

1. 用药　柴胡10克，当归6克，川芎6克，白芍9克，桂枝5克。

2. 用穴　神阙（图3）。

3. 用法　将上述药物研成细末，取药粉置于脐中，外用胶布固定，每日换药1次，3次为1疗程。

4. 主治　妇女月经期感冒。若患者下腹胀痛，经血色黑伴有血块，可加桃仁9克，葱泥适量。

【附记】　感冒应与某些温病早期阶段相鉴别，一般而言感冒多不发热或发热不高，温病必有发热甚至高热。感冒经治疗后多能汗出身凉脉静，温病汗出后热虽降但脉不静，身热旋即复起，且见传变入里的证候。患者在出现发热或高热时应注意休息，多饮水，饮食忌油腻辛辣之物。居室要保持清洁，勤通风使空气流通。

民间有方将山栀子10克研末与鸡蛋清混合成黏稠糊状，制成五分硬币大小的药饼，外敷于涌泉、内关穴治疗流行性感冒；山栀子亦可用生绿豆50克代替。

第二节　咳　　嗽

【概述】　本病属于西医学"支气管炎"的范畴。急性支气管炎为外邪袭肺，肺失宣肃，气道不利，肺气上逆所致。慢性支气管炎则多因肺脏虚弱或他脏有病累及于肺，使肺之宣肃功能失常而发病。

【临床表现】　急性支气管炎初期一般全身症状较轻，多出现上呼吸道感染症状。如鼻塞、流涕、喷嚏、咽痛，甚则声音嘶哑。常伴有轻度发烧、畏寒、头痛、全身无力与酸痛，这些症状一般3~5天自行消退。咳嗽为本病突出症状，开始时较轻，多为刺激性干咳，痰少。1～2天后咳嗽逐渐加剧，气管内分泌物增多，咳痰较多，痰由黏稠渐变稀薄。若细菌感染，则痰呈黄色黏液性，甚则脓性痰。

慢性支气管炎部分患者在起病前有急性支气管炎，流感或肺炎等急性呼吸道感染史。初起多在寒冷季节发病，出现咳嗽、咯痰，尤以晨起为著。痰呈白色黏液泡沫状，黏稠不易咳出，在感染或受寒后则症状逐渐加重，痰量增多，黏稠度增大呈黄色或夹有血丝，一般不致大量咯血。随着病情发展，终年均有咳嗽、咯痰，而以秋季为剧。

【穴位贴敷治疗】

处方一

1. 用药　白芥子20克。

2. 用穴　膻中、大椎、肺俞、涌泉。（图4、图7）

（1）膻中：在胸部，横平第4肋间隙，前正中线上。

（2）大椎：在脊柱区，第7颈椎棘突下凹陷中，后正中线上。

（3）肺俞：在脊柱区，第3胸椎棘突下，后正中线旁开1.5寸。

（4）涌泉：在足底，屈足卷趾时足心最凹陷处。

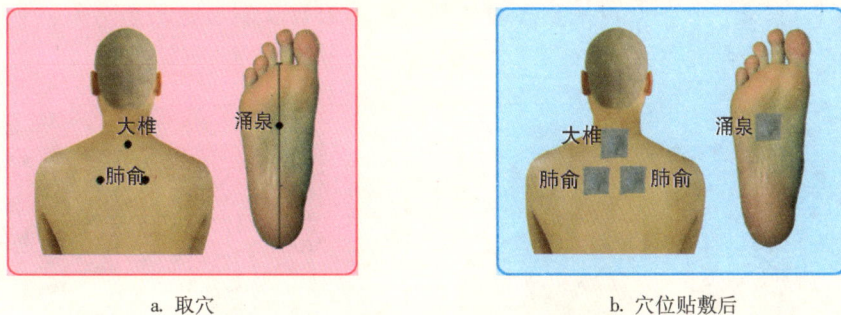

a. 取穴　　　　　　　　　　b. 穴位贴敷后

图7　咳嗽处方一

3. 用法　白芥子炒黄，研为细末。将药末用温水调成糊状，取适量涂于穴位上，胶布固定，局部有烧灼感或刺痛时去掉。每日1次，7次为1疗程。

4. 主治　风寒咳嗽。

处方二

1. 用药　鱼腥草15克，青黛10克，蛤壳10克，冰片0.3克，葱白适量。

2. 用穴　神阙。（图3）

3. 用法　鱼腥草、青黛、蛤壳研为细末，冰片、葱白与上述药末共同捣烂成糊状，填于脐中，胶布固定。每日1次，5次为1疗程。

4. 主治　风热咳嗽。

处方三

1. 用药　白芥子150克，甘遂50克，细辛35克，黄丹400克（以上熬膏），白芥子350克，甘遂75克，冰片75克（以上研末）。

2. 用穴　肺俞。（图8）

肺俞：在脊柱区，第3胸椎棘突下，后正中线旁开1.5寸。

3. 用法　白芥子150克，甘遂50克，细辛35克。按膏药的制作方法用麻油熬黄丹收。白芥子350克，甘遂75克，冰片75克研末，将0.5克药末置于穴位上，再将膏药烘烤至适宜温度，覆盖于药末之上，胶布固定。每3日换药1次，9日为1疗程。

4. 主治　痰湿咳嗽。

处方四

1. 用药　瓜蒌1个，青黛15克，贝母50克，蜂蜜适量。

2. 用穴　肺俞、大杼、后溪。（图8、图9、图10）

（1）肺俞：在脊柱区，第3胸椎棘突下，后正中线旁开1.5寸。

（2）大杼：在脊柱区，当第1胸椎棘突下，后正中线旁开1.5寸。

（3）后溪：在手掌尺侧，微握拳，当小指本节（第5掌指关节）后的远侧掌横纹头赤白肉际。

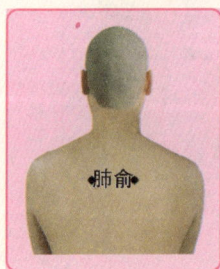 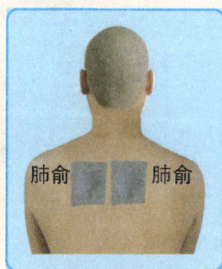 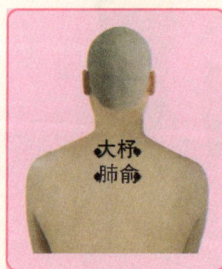 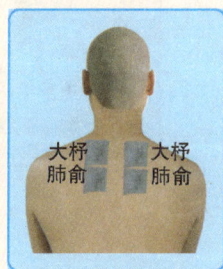

　　a. 取穴　　　　　b. 穴位贴敷后　　　　　a. 取穴　　　　　b. 穴位贴敷后

图8　咳嗽处方三　　　　　　　　图9　咳嗽处方四

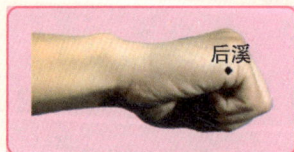 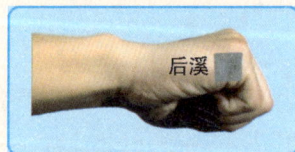

　　　a. 取穴　　　　　　　　　　　　b. 穴位贴敷后

图10　咳嗽处方四

3. 用法　将瓜蒌、青黛、贝母研为细末，与蜂蜜调和成膏状，取适量涂于穴位处，外用纱布覆盖。每日1次，3～5日为1疗程。

4. 主治　燥热咳嗽。

处方五

1. 用药　罂粟壳 30 克，五味子 30 克，蜂蜜适量。

2. 用穴　神阙。（图 9）

3. 用法　将罂粟壳、五味子研为细末，与蜂蜜调和成膏状，取适量涂于脐部，外用纱布覆盖。每日 1 次，10 次为 1 疗程。

4 主治　肺虚久咳。

处方六

1. 用药　吴茱萸 15 克，肉桂 30 克，丁香 15 克，冰片 1 克。

2. 用穴　神阙。（图 9）

3. 用法　将上述药物研为细末，装入容器内密封备用。白露节气（适用于北方）或寒露节气（适用于南方）后取药末填于脐中，外用胶布固定。每 3 日换药 1 次，10 次为 1 疗程。

4. 主治　肺虚寒所致的痰湿咳嗽。

处方七

1. 用药　大蒜适量。

2. 用穴　涌泉。（图 8）

3. 用法　大蒜去皮后捣成泥状，取蒜泥适量敷于穴位处，以伤湿止痛膏固定。每晚贴敷，次日清晨揭去，连贴 3~5 日。

4. 主治　成人咳嗽、小儿百日咳。

处方八

1. 用药　公丁香 6 克，老姜 6 克，菖蒲根 20 克，松香 3 克，樟脑 0.3 克。

2. 用穴　膻中、涌泉。（图 11）

（1）膻中：在胸部，横平第 4 肋间隙，前正中线上。

（2）涌泉：在足底，屈足卷趾时足心最凹陷处。

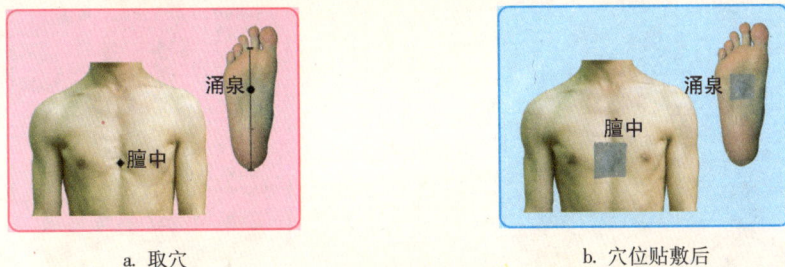

a. 取穴　　　　b. 穴位贴敷后

图 11　咳嗽处方八

3. 用法　将上述药物研为细末，用凡士林或麻油调为糊状，取适量涂于穴位处，胶布固定，每日 1 次，7 次为 1 疗程。

4. 主治　咳嗽。

【附记】　咳嗽的分型多样，临床应根据咳嗽的时间、节律、性质等辨别。如咳嗽为白天多于夜间，咳嗽声急而重，病程较短者多为外感引起。咳嗽病程长而病势缓者多为阴虚或气虚咳嗽。同时临床还应注意痰的色、量、味、形。痰白而稀薄多属寒、属风；痰少、黄而黏稠属热；味甜者属痰湿；味咸者属肾虚。

对于咳嗽的预防，首先应注意气候变化，防寒保暖，饮食不宜肥甘、辛辣及过咸，嗜酒吸烟等不良习惯尤当戒除，避免刺激性气体伤肺。适当参加体育锻炼，以增强体质，提高抗病能力。平素易于感冒者，配合防感冒保健操，面部迎香穴按摩，足三里艾灸。

第三节　支气管哮喘

【概述】　支气管哮喘简称哮喘，是一种特征明显的疾病，是由多种细胞参与的慢性气道炎症。中医认为本病的主要病因是痰饮内伏，平时可不发病，遇某种因素致使痰饮搏击于气道而发病。

【临床表现】　支气管哮喘多在几分钟内发作，可持续几小时甚至几天，以胸闷气喘，呼吸困难，喉中哮鸣有声为特征，严重者可见张口抬肩，鼻翼煽动，甚至唇甲紫暗，平卧不能。哮喘有一定的时间节律性，常在夜间及凌晨发作或加重，一年中常在秋冬季节发作或加重。

【穴位贴敷治疗】

处方一

1. 用药　细辛5克，生半夏5克，甘遂5克，延胡索5克，肉桂5克，白芥子10克，生姜适量。

2. 用穴　大椎、心俞、肺俞、膈俞。（图12）

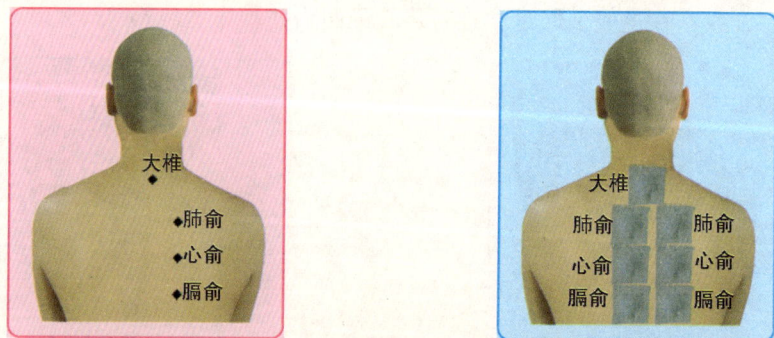

a. 取穴　　　　　　　　b. 穴位贴敷后

图12　哮喘处方一

（1）大椎：在脊柱区，第 7 颈椎棘突下凹陷中，后正中线上。

（2）心俞：在脊柱区，第 5 胸椎棘突下，后正中线旁开 1.5 寸。

（3）肺俞：在脊柱区，第 3 胸椎棘突下，后正中线旁开 1.5 寸。

（4）膈俞：在脊柱区，第 7 胸椎棘突下，后正中线旁开 1.5 寸。　　3. 用法　上述药物研为细末，生姜榨汁，以姜汁将药末调成糊状，取适量涂于穴位处，胶布固定，每次贴 1～2 小时。每年盛夏初伏、中伏、末伏各贴 1 次，可连续贴 3 年。

4. 主治　寒哮。

处方二

1. 用药　石菖蒲 10 克，葱白 3 根，生姜 30 克，艾叶 30 克，花椒 30 克。

2. 用穴　肺俞、厥阴俞、心俞、督俞、膈俞。（图 13）

（1）肺俞：在脊柱区，第 3 胸椎棘突下，后正中线旁开 1.5 寸。

（2）厥阴俞：在脊柱区，当第 4 胸椎棘突下，后正中线旁开 1.5 寸。

（3）心俞：在脊柱区，第 5 胸椎棘突下，后正中线旁开 1.5 寸。

（4）督俞：在脊柱区，第 6 胸椎棘突下，后正中线旁开 1.5 寸。

（5）膈俞：在脊柱区，第 7 胸椎棘突下，后正中线旁开 1.5 寸。

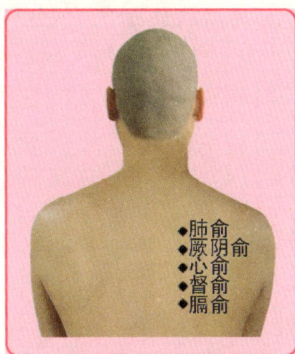
a. 取穴

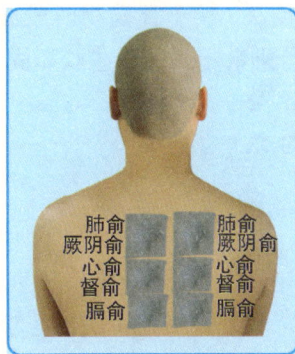
b. 穴位贴敷后

图 13　哮喘处方二

3. 用法　上述药物研成细末，炒热后装入布袋中，从肺俞穴向下摩擦至膈俞。每次 20 分钟，每日早晚各 1 次，连续 10 日为 1 疗程。注意热敷治疗时药包不可过热，防止烫伤皮肤。

4. 主治　寒哮。

处方三

1. 用药　黄芩 15 克，石膏 30 克，芫花 10 克，鲜桃皮 50 克，鲜芦根 30 克，鲜桑皮 30 克。

2. 用穴　肺俞、厥阴俞、心俞、督俞、膈俞。（图 15）

3. 用法　上述药物研成细末，炒热后装入布袋中，从肺俞穴向下摩擦至膈俞。每次 20 分钟，每日早晚各 1 次，连续 10 日为 1 疗程。注意热敷治疗时药包不可过热，防止烫伤皮肤。

4. 主治　热哮。

处方四

1. 用药　桑皮 10 克，杏仁 10 克，生石膏 30 克，黄芩 10 克。

2. 用穴　华盖、膻中、膈俞、肺俞。（图 14、图 15）

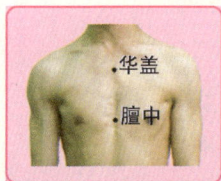
a. 取穴

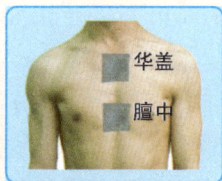
b. 穴位贴敷后

图 14　哮喘处方四（1）

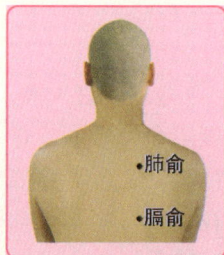
a. 取穴

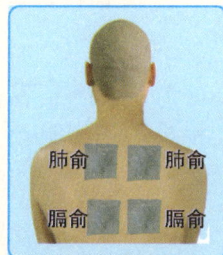
b. 穴位贴敷后

图 15　哮喘处方四（2）

3. 用法　将上述药物研成细末，加入清水调成稠糊状，制成直径 3 厘米的药饼，分别贴于穴位上，胶布固定，每次贴 4～5 小时，每日换药 1 次，连续 10 日为 1 疗程。

4. 主治　热哮。

处方五

1. 用药　天南星 30 克，白芥子 30 克，生姜适量。

2. 用穴　涌泉、中脘。（图 16）

(1) 涌泉：在足底，屈足卷趾时足心最凹陷处。

(2) 中脘：在上腹部，脐中上 4 寸，前正中线上。

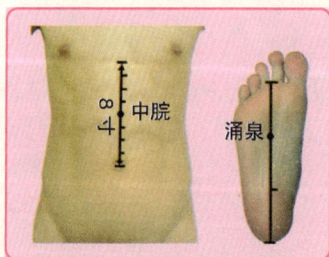
a. 取穴

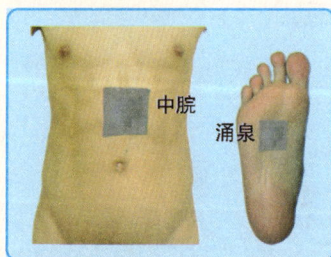
b. 穴位贴敷后

图 16　哮喘处方五

3. 用法　上述药物研为细末，生姜榨汁，以姜汁将药末调成糊状，取适量涂于穴位处，胶布固定，一日 3～5 次。

4. 主治　哮喘见痰多气急者。

处方六

1. 用药　黄芪（酒炒）300 克，鹿茸 100 克，防风 150 克，生黄芪 150 克，白术 150 克，党参 150 克，明附片 100 克，母丁香 30 克，炮姜 30 克，全瓜蒌 20 克，苏叶 20 克，黄丹 270 克，茶油 2 升。

2. 用穴　肺俞。（图 18）

肺俞：在脊柱区，第 3 胸椎棘突下，后正中线旁开 1.5 寸。

3. 用法　肉桂、丁香研为细末，其余药物用清水浸泡后按膏药的制作方法用茶油熬黄丹收，最后加入肉桂及丁香末，混合均匀。收膏摊于布上，每张约 25 克重。用时取膏烘热贴于穴处。隔日换药 1 次，10 次为 1 个疗程。

4. 主治　哮喘属虚者。

处方七

1. 用药　干姜 15 克，陈皮 15 克，灯心草 15 克，葱白适量。

2. 用穴　大椎、大杼、肺俞。（图 17）

（1）大椎：在脊柱区，第 7 颈椎棘突下凹陷中，后正中线上。

（2）大杼：在脊柱区，当第 1 胸椎棘突下，后正中线旁开 1.5 寸。

（3）肺俞：在脊柱区，第 3 胸椎棘突下，后正中线旁开 1.5 寸。

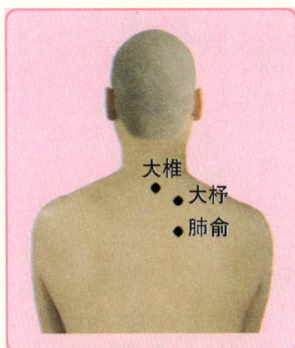
a. 取穴

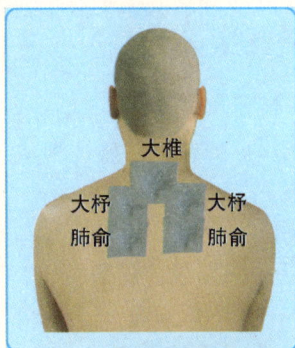
b. 穴位贴敷后

图 17　哮喘处方七

3. 用法　干姜、陈皮、灯心草研为细末，葱白与上述药末共同捣烂成糊状，取适量涂于穴位处，胶布固定。每日早晚各 1 次，10 次为 1 疗程。

4. 主治　各型哮喘。

处方八

1. 用药　白芥子 5 克，白芷 5 克，甘遂 5 克，半夏 5 克，生姜适量。

2. 用穴　心俞、肺俞、膈俞。（图 14）

（1）心俞：在脊柱区，第5胸椎棘突下，后正中线旁开1.5寸。

（2）肺俞：在脊柱区，第3胸椎棘突下，后正中线旁开1.5寸。

（3）膈俞：在脊柱区，第7胸椎棘突下，后正中线旁开1.5寸。

3. 用法　上述药物研为细末，生姜榨汁，以姜汁将药末调成糊状，取适量涂于穴位处，胶布固定，每次贴1～2小时。每隔10日贴敷1次，5次为1疗程。

4. 主治　预防哮喘。

【附记】　哮喘是一种顽固性疾病，病程长，易复发，难以快愈。若及时治疗，疗法得当，控制其发作，尚可得到根治，若频繁发作且周身浮肿，出现亡阳的证候则预后不良。治疗过程中饮食宜清淡，需避免鱼腥，生活上要避免粉尘等诱发因素，并进行适当的体育锻炼以增强适应能力。

第四节　呃　逆

【概述】　呃逆即打嗝，表现为喉间呃呃连声，发声短而频繁，不能自制。轻者持续数分钟可不治而愈，严重者可持续几小时甚至几天，严重影响进食、谈话、呼吸以及睡眠。属于西医学"膈肌痉挛"的范畴。

【临床表现】　典型表现为间歇性喉间呃呃连声，声短而频，令人不能自制。轻症呃逆多单独存在且发作时间短暂，如继发于其他急慢性疾病过程中，则呃逆较重且发作时间较久，多伴有原发病的症状。

【穴位贴敷治疗】

处方一

1. 用药　羌活15克，附子15克，茴香10克，木香10克，干姜10克，食盐250克。

2. 用穴　天枢。（图18）

天枢：在腹部，横平脐中，前正中线旁开2寸。

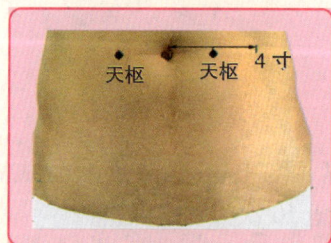
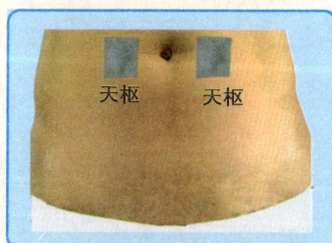

a. 取穴　　　　　　　　　　　　　　　b. 穴位贴敷后

图18　呃逆处方一

3. 用法　将上述药物炒热，装入布袋中，热敷于天枢穴，药凉后重复加热使用，呃止时停止。注意热敷时不可过热，防止烫伤皮肤。每日 1 次，3 次为 1 疗程。

4. 主治　呃逆属胃寒气逆者。

处方二

1. 用药　乌附子 10 克，小茴香 10 克，广木香 10 克，干姜 10 克，羌活 10 克，母丁香 10 克，食盐 10 克。

2. 用穴　中脘、阴都、胃俞、膈俞。（图 19、图 20）

（1）中脘：在上腹部，脐中上 4 寸，前正中线上。

（2）阴都：在上腹部，脐中上 4 寸，前正中线旁开 0.5 寸。

（3）胃俞：在脊柱区，第 12 胸椎棘突下，后正中线旁开 1.5 寸。

（4）膈俞：在脊柱区，第 7 胸椎棘突下，后正中线旁开 1.5 寸。

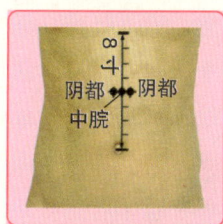 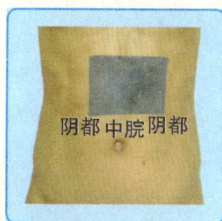 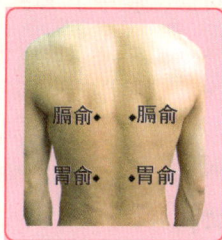 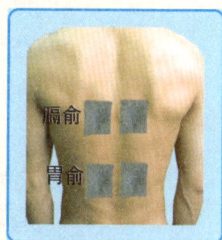

a. 取穴　　　　b. 穴位贴敷后　　　　　　a. 取穴　　　　b. 穴位贴敷后

图 19　呃逆处方二（1）　　　　　　图 20　呃逆处方二（2）

3. 用法　将上述药物研成细末，用时取适量撒于 5 平方厘米的胶布正中，分别贴于穴位上。用热水袋或炒热的盐粒袋热敷，注意热敷时不可过热，防止烫伤皮肤。每日 1 次，5 次为 1 疗程。

4. 主治　呃逆属胃寒气逆者。

处方三

1. 用药　丁香 10 克，大黄 10 克，甘草 10 克。

2. 用穴　中脘、阴都、天枢。（图 18、图 19）

（1）中脘：在上腹部，脐中上 4 寸，前正中线上。

（2）阴都：在上腹部，脐中上 4 寸，前正中线旁开 0.5 寸。

（3）天枢：在腹部，横平脐中，前正中线旁开 2 寸。

3. 用法　将上述药物研成细末，用时取适量撒于 5 平方厘米的胶布正中，分别贴于穴位上，每日 1 次，5 次为 1 疗程。

4. 主治　呃逆属胃热者。

处方四

1. 用药　丁香 10 克，蜂蜜 20 克，生姜适量。

2. 用穴　中脘、阴都。（图20）

（1）中脘：在上腹部，脐中上4寸，前正中线上。

（2）阴都：在上腹部，脐中上4寸，前正中线旁开0.5寸。

3. 用法　丁香研末，生姜榨汁，二者与蜂蜜混合调成糊状。用时取适量涂于穴位上，胶布固定，每日1次，7次为1疗程。

4. 主治　呃逆属脾胃阳虚者。

处方五

1. 用药　龟板120克，熟地120克，知母70克，黄柏60克，植物油500克，黄丹250克。

2. 用穴　气海、关元、阴都。（图21）

（1）气海：在下腹部，脐中下1.5寸，前正中线上。

（2）关元：在下腹部，脐中下3寸，前正中线上。

（3）阴都：在上腹部，脐中上4寸，前正中线旁开0.5寸。

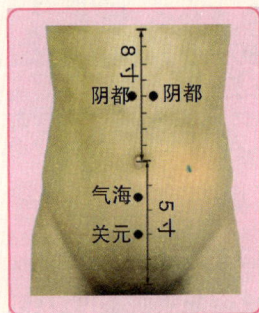
a. 取穴

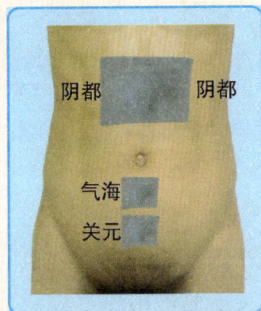
b. 穴位贴敷后

图21　呃逆处方五

3. 用法　将上述药物研成细末，浸入植物油内，3～4日后按膏药的制作方法熬至滴水成珠时用黄丹收膏，然后倒入水中出火毒，最后装瓶密封。用时取膏药适量，烘热，涂于牛皮纸或棉布上，分别贴于穴位处。每日或隔日换药1次，呃止时停止。

4. 主治　呃逆属胃阴不足者。

处方六

1. 用药　柿蒂15克，丁香15克，刀豆壳15克，焦三仙50克，生姜适量。

2. 用穴　神阙。（图3）

神阙：在脐区，脐中央。

3. 用法　将上述药物研成细末，生姜榨汁，二者调成糊状，填于脐中，胶布固定。每日 1 次，3 次为 1 疗程。

4. 主治　呃逆属肝气犯胃者。

处方七

1. 用药　吴茱萸 20 克，苍耳子 20 克，肉桂 5 克，米醋适量。

2. 用穴　涌泉。

涌泉：在足底，屈足卷趾时足心最凹陷处。

3. 用法　将上述药物研成细末，用米醋调成糊状，取适量涂于穴位上，胶布固定。每日 1 次，连用 3 日。

4. 主治　呃逆。

处方八

1. 用药　丁香 15 克，沉香 15 克，吴茱萸 15 克，生姜 15 克，葱白 15 克。

2. 用穴　中脘、神阙。（图 22）

（1）中脘：在上腹部，脐中上 4 寸，前正中线上。

（2）神阙：在脐区，脐中央。

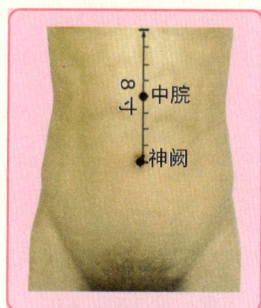 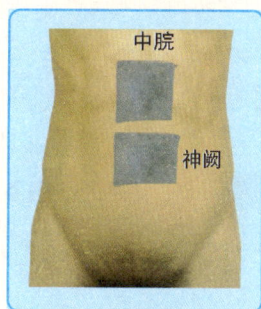

a. 取穴　　　　　　　　　　　　b. 穴位贴敷后

图 22　呃逆处方八

3. 用法　将丁香、沉香、吴茱萸研成细末，生姜、葱白捣烂成糊状，二者混合均匀。用时取适量涂于穴位上，外用胶布固定，每日 1 次，5 次为 1 疗程。

4. 主治　呃逆。

处方九

1. 用药　沉香 15 克，法半夏 15 克，生赭石 30 克，生姜适量。

2. 用穴　中脘、神阙。（图 24）

（1）中脘：在上腹部，脐中上 4 寸，前正中线上。

（2）神阙：在脐区，脐中央。

3. 用法　将上述药物研成细末，生姜榨汁，二者调成糊状。取适量涂于穴位上，外用胶布固定，每日 1 次，5 次为 1 疗程。

4. 主治　呃逆。

【附记】　患者应注意饮食不可过饱或过饥，并应保持精神愉快，忌大怒、忧郁等不良情绪。

第五节　呕　　吐

【概述】　呕吐指食物或痰涎由胃上逆经口而出，可伴有胃痛、胃胀、头晕恶心。呕吐见于多种消化系统疾病，如急慢性胃炎、急性胰腺炎、反流性食管炎、幽门梗阻、胃及十二指肠溃疡等。因各种原因导致中焦脾胃不和，胃气上逆，以呕吐为主要表现者均可按本节介绍的方法进行治疗。

【临床表现】　呕吐食物残渣，或清水痰涎，或黄绿色液体，甚则兼夹少许血丝，一日数次不等，持续或反复发作。伴有恶心，纳谷减少，胸脘痞胀，或胁肋疼痛。多有骤感寒凉，暴伤饮食，劳倦过度及情志刺激等诱发因素。或有服用化学制品药物，误食毒物史。上腹部压痛或有振水声。

【穴位贴敷治疗】

处方一

1. 用药　生姜 12 克，半夏 10 克。

2. 用穴　中脘、神阙。（图 22）

3. 用法　将半夏研成细末，与生姜一起捣成糊状，取适量涂于穴位处，胶布固定。每日 1 次，5 次为 1 疗程。

4. 主治　呕吐属寒邪犯胃者。

处方二

1. 用药　炒吴茱萸 30 克，生姜适量，葱白适量。

2. 用穴　神阙。（图 3）

3. 用法　炒吴茱萸与生姜、葱白共同捣烂成糊状，取适量涂于穴位处，胶布固定。每日 1 次，3 次为 1 疗程。

4. 主治　呕吐属寒邪犯胃者。

处方三

1. 用药　明矾 15 克，面粉 20 克，陈醋适量。

2. 用穴　涌泉。（图 23）

3. 用法　明矾、面粉用陈醋调成糊状，取适量涂于穴位上，胶布固定。一般 30 分钟后可起效。

4. 主治　呕吐属饮食停滞者。

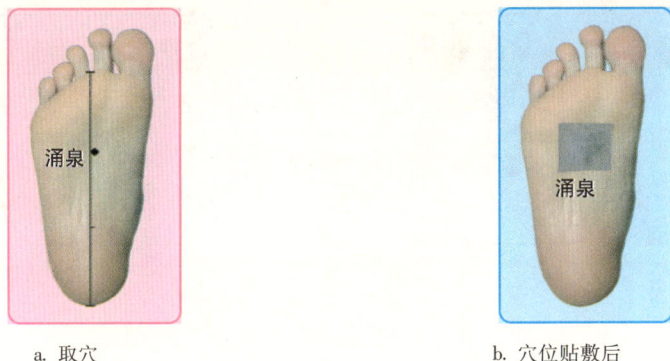

a. 取穴　　　　　　　　　　　　　b. 穴位贴敷后

图 23　呕吐处方三

处方四

1. 用药　紫苏 30 克，山楂 30 克，生姜 30 克。

2. 用穴　膻中、中脘。（图 24）

（1）膻中：在胸部，横平第 4 肋间隙，前正中线上。

（2）中脘：在上腹部，脐中上 4 寸，前正中线上。

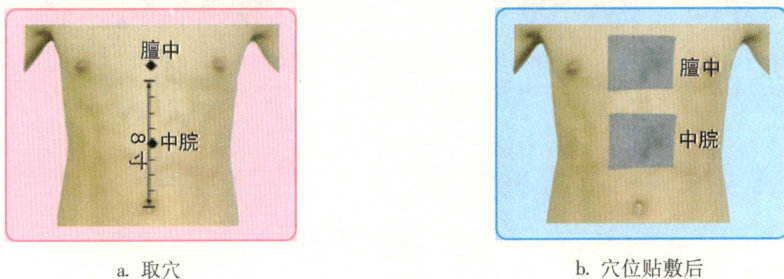

a. 取穴　　　　　　　　　　　　　b. 穴位贴敷后

图 24　呕吐处方四

3. 用法　上述药物捣烂成泥状，炒热，趁热贴于穴位处。注意热敷时药泥不可过热，防止烫伤皮肤。

4. 主治　呕吐属饮食停滞者。

处方五

1. 用药　葱白 20 克，半夏 10 克，陈皮 12 克，黄连 3 克。

2. 用穴　期门、中脘。（图 25）

（1）期门：在胸部，第 6 肋间隙，前正中线旁开 4 寸。

（2）中脘：在上腹部，脐中上 4 寸，前正中线上。

3. 用法　上述药物研成细末，葱白捣烂成糊状，二者混合均匀，取适量涂于穴位处，外用纱布覆盖。每日 1 次，5 次为 1 疗程。

4. 主治　呕吐属痰饮内阻者。

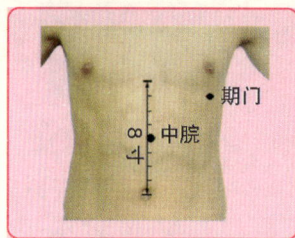
a. 取穴

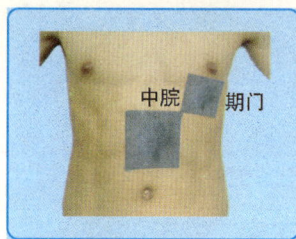
b. 穴位贴敷后

图25　呕吐处方五

处方六

1. 用药　胡椒10克，绿茶3克，酒曲2个，葱白20克。

2. 用穴　中脘、膻中、期门。（图26）

（1）中脘：在上腹部，脐中上4寸，前正中线上。

（2）膻中：在胸部，横平第4肋间隙，前正中线上。

（3）期门：在胸部，第6肋间隙，前正中线旁开4寸。

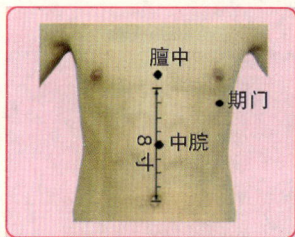
a. 取穴

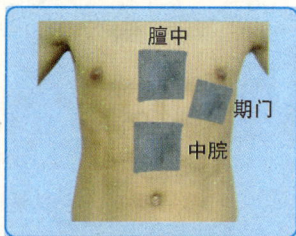
b. 穴位贴敷后

图26　呕吐处方六

3. 用法　将瓜蒌、青黛、贝母研为细末，与蜂蜜调和成膏状，取适量涂于穴位处，外用纱布覆盖。每日1次，3～5日为1疗程。

4. 主治　呕吐属肝气犯胃者。

处方七

1. 用药　紫苏叶10克，白芍10克，陈皮10克，半夏10克，厚朴10克，茯苓20克，砂仁8克，陈醋适量。

2. 用穴　中脘、期门（图25）、阳陵泉、太冲。（图27、图28）

（1）中脘：在上腹部，脐中上4寸，前正中线上。

（2）期门：在胸部，第6肋间隙，前正中线旁开4寸。

（3）阳陵泉：在小腿外侧，腓骨头前下方凹陷中。

（4）太冲：在足背，当第1、2跖骨间，跖骨底结合部前方凹陷中，或触及动脉搏动。

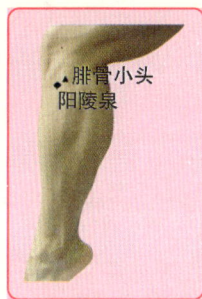
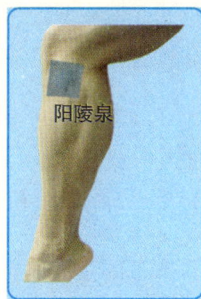
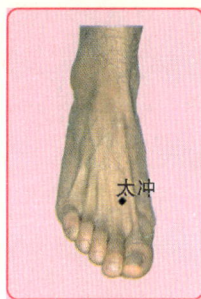
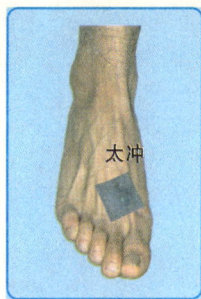

a. 取穴　　　　　b. 穴位贴敷后　　　　　a. 取穴　　　　　b. 穴位贴敷后

图 27　呕吐处方七（1）　　　　　　图 28　呕吐处方七（2）

3. 用法　将上述药物研为细末，用陈醋调成糊状，取适量涂于穴位上，胶布固定。每日 1 次，连用 3 日。

4. 主治　呕吐属肝气犯胃者。

处方八

1. 用药　生半夏 20 克，黄连 5 克，公丁香 15 克，黄酒适量。

2. 用穴　中脘、膻中、脾俞、行间。（图 24、图 29、图 30）

（1）中脘：在上腹部，脐中上 4 寸，前正中线上。

（2）膻中：在胸部，横平第 4 肋间隙，前正中线上。

（3）脾俞：在脊柱区，第 11 胸椎棘突下，后正中线旁开 1.5 寸。

（4）行间：在足背部，当第一、二趾间，趾蹼的后方赤白肉际。

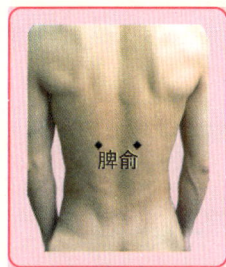
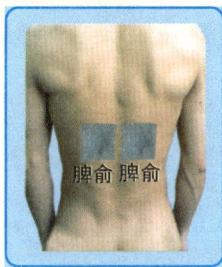
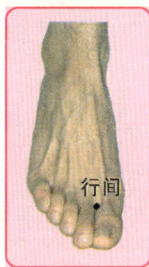
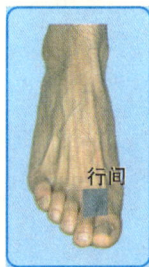

a. 取穴　　　　　b. 穴位贴敷后　　　　　a. 取穴　　　　　b. 穴位贴敷后

图 29　呕吐处方八（1）　　　　　　图 30　呕吐处方八（2）

3. 用法　将上述药物研为细末，用黄酒调成糊状，取适量涂于穴位上，胶布固定。每日 1 次，连用 3 日。

4. 主治　呕吐属脾胃虚寒者。

处方九

1. 用药　藿香 20 克，大腹皮 6 克，枳实 6 克，薄荷 12 克，生姜适量，面粉适量。

2. 用穴　中脘、膻中、关元。（图31）

（1）中脘：在上腹部，脐中上 4 寸，前正中线上。

（2）膻中：在胸部，横平第 4 肋间隙，前正中线上。

（3）关元：在下腹部，脐中下 3 寸，前正中线上。

3. 用法　上述药物研为细末，生姜榨汁，二者与面粉调和成黏稠糊状，制成直径 3 厘米的药饼，分别于穴位上贴敷 4~6 小时，每日 1 次。

4. 主治　呕吐。

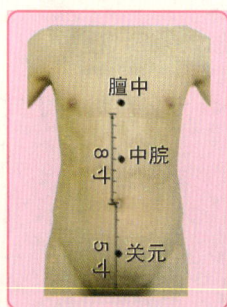
a. 取穴

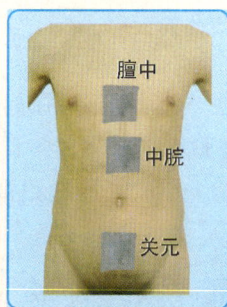
b. 穴位贴敷后

图 31　呕吐处方九

处方十

1. 用药　鲜生姜。

2. 用穴　内关。（图32）

内关：在前臂前区，腕掌侧远端横纹上 2 寸，掌长肌腱与桡侧腕屈肌腱之间。

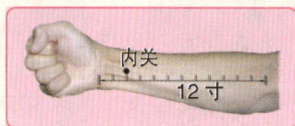
a. 取穴

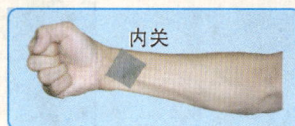
b. 穴位贴敷后

图 32　呕吐处方十

3. 用法　取新鲜生姜切片，贴于穴位处，并用伤湿止痛膏固定。

4. 主治　神经性呕吐。

处方十一

1. 用药　吴茱萸 25 克，陈醋适量。

2. 用穴　涌泉。（图23）

3. 用法　吴茱萸用陈醋调成糊状，取适量涂于穴位上，胶布固定。一般 30 分钟后可起效。

4. 主治　小儿呕吐。

【附记】　引起呕吐的原因多样，包括脑外伤、脑肿瘤、脑血管意外、青光眼、酸碱中毒等，临床可根据各种呕吐的特点加以鉴别：餐后 1 小时左右的呕吐多见于胃及十二指肠溃疡；喷射状呕吐因颅内高压而起，多见于颅脑疾病；顽固性呕吐表现为吐后无舒适感，胃内容物排空后仍干呕者，多见于腹膜炎、胰腺炎、胆囊炎等。除针对呕吐进行治疗外还应根据病因进行针对性的治疗，以免延误病情。

第六节　胃　　痛

【概述】　胃痛以胃脘近心窝处发生的疼痛为主要表现。胃痛多见于急慢性胃炎，胃、十二指肠溃疡，胃神经官能症，胃黏膜脱垂、胃下垂、胰腺炎、胆囊炎及胆石症等病。临床治疗胃痛时首先要分虚实，凡病程长，痛处喜按，饥时痛重，纳后痛减者，多属虚证；凡病程短，痛处拒按，饥时痛轻，纳后痛增者，多属实证。其次应根据寒、热、气滞、血瘀等不同病因对证治疗。

【临床表现】　以上腹胃脘部疼痛为主症。常伴有胃脘部痞闷或胀满、恶心呕吐、食欲不振、吞酸嘈杂等症状。

【穴位贴敷治疗】

处方一

1. 用药　干姜 30 克，食盐 100 克。

2. 用穴　阿是穴。

3. 用法　将干姜与食盐一同炒热后装入布袋内，热敷胃痛处。注意热敷时不可过热，防止烫伤皮肤。每日 1 次。

4. 主治　胃痛属寒凝气滞者。

处方二

1. 用药　草乌 9 克，川乌 9 克，白及 12 克，白芷 12 克。

2. 用穴　阿是穴。

3. 用法　上述药物研成细末，用清水调成糊状，取适量涂于穴位上，胶布固定 4~6 小时。

4. 主治　胃痛属寒凝气滞者

处方三

1. 用药　当归 15 克，白芷 15 克，乌药 15 克，小茴香 15 克，大茴香 15 克，香附 15 克，木香 8 克，乳香 4 克，没药 4 克，丁香 4 克，肉桂 4 克，沉香 4 克，麝香 0.5 克。

2. 用穴　神阙。(图3)

3. 用法　上述药物研成细末填于脐中，周围以纱布或面糊围住以防止药物从脐中溢出，胶布固定。每日2次。

4. 主治　胃痛属寒凝气滞者。

处方四

1. 用药　山栀子15克，生姜4克，白酒适量。

2. 用穴　阿是穴。

3. 用法　将上述药物捣烂与白酒调成糊状，取适量涂于穴位上，每日1次。

4. 主治　胃痛属胃热壅盛者。

处方五

1. 用药　青黛30克，密陀僧30克，雄黄15克，轻粉15克，鸡蛋2枚。

2. 用穴　阿是穴。

3. 用法　将上述药物研成细末，用鸡蛋清调成糊状，取适量涂于穴位上，每日1次。

4. 主治　胃痛属胃热壅盛者。

处方六

1. 用药　大黄30克，玄明粉30克，栀子30克，香附30克，郁金30克，滑石60克，甘草15克，黄芩15克，生姜适量。

2. 用穴　阿是穴。

3. 用法　将上述药物研成细末，生姜榨汁，二者调成糊状，取适量涂于穴位上，每日1次。

4. 主治　胃痛属饮食积滞者。

处方七

1. 用药　厚朴10克，枳实10克，生姜适量，葱白适量。

2. 用穴　神阙。(图3)

3. 用法　将上述药物研成细末，生姜、葱白捣烂并与药末混匀成糊状，取适量涂于穴位上，盖以纱布，胶布固定。每日1次。痰多胀满者可加香附、半夏各2克。

4. 主治　胃痛属肝气犯胃者。

处方八

1. 用药　栀子20克，延胡索10克，桃仁10克，白酒适量。

2. 用穴　阿是穴。

3. 用法　将上述药物研成细末，用白酒调成糊状，取适量涂于穴位上，每日1次。

4. 主治　胃痛属肝气犯胃者。

处方九

1. 用药　当归30克，丹参20克，乳香15克，没药15克，生姜适量。
2. 用穴　中脘。（图24）

中脘：在上腹部，脐中上4寸，前正中线上。

3. 用法　将上述药物研成细末，生姜榨汁，二者调成糊状，取适量涂于穴位上，每日换药3～5次，连续1～3天。
4. 主治　胃痛属气滞血瘀者。

处方十

1. 用药　艾叶40克，三棱15克，莪术15克，红花15克，肉桂10克，木香10克，草果10克，丁香10克，良姜12克，砂仁6克。
2. 用穴　阿是穴。
3. 用法　将上述药物研成细末。用棉布制成20厘米见方的布袋，内铺薄棉花。将药末均匀的撒在棉花上，将布袋封口，日夜系于胃脘部，每月更换药末1次。
4. 主治　胃痛属气滞血瘀者。

处方十一

1. 用药　肉桂50克，干姜50克，香附80克，良姜80克，荜茇40克，木香40克，丁香15克，肉蔻30克，茯苓50克，附子30克。
2. 用穴　阿是穴。
3. 用法　上述药物研成细末，装入布袋，蒸热后敷于胃痛处。注意热敷时不可过热，防止烫伤皮肤。每日1次，7次为1疗程。
4. 主治　胃痛属脾胃虚寒者

【附记】　导致胃痛的原因有很多，包括工作过度紧张、食无定时、吃饱后马上工作或做运动、饮酒过多、吃辣过度、经常进食难消化的食物等。在治疗胃痛的同时应注意饮食有节，防止暴饮暴食，宜进食易消化的食物，忌生冷、粗硬、酸辣刺激性食物。尽量避免烦恼、忧虑，保持乐观情绪。

第七节　腹　　痛

【概述】　腹痛指胃脘部以下，耻骨联合以上部位发生的疼痛，包括脘腹、胁腹、脐腹、少腹等，可伴发多种脏腑疾病，见于急慢性胰腺炎、急慢性肠炎、肠痉挛、胃肠神经官能症等。中医认为引起腹痛的原因包括寒、热、食积、血瘀、湿滞、痰阻、虫积等。西医将腹痛分为急性与慢性两类，病因极为复杂，包括炎症、肿瘤、出血、梗阻、穿孔、创伤等。

【临床表现】 以胃脘以下，耻骨毛际以上部位疼痛为主症，可表现为全腹痛、脐腹痛、小腹痛、少腹痛等。疼痛性质各异，但一般不甚剧烈，且按之柔软，压痛较轻，无肌紧张及反跳痛。起病多缓慢，其痛发或加剧常与饮食、情志、受凉等因素有关。

【穴位贴敷治疗】

处方一

1. 用药　枯矾6克，胡椒10粒，连须葱白5寸，去核大枣1枚。

2. 用穴　神阙、天枢、关元。（图33）

（1）神阙：在脐区，脐中央。

（2）天枢：在腹部，横平脐中，前正中线旁开2寸。

（3）关元：在下腹部，脐中下3寸，前正中线上。

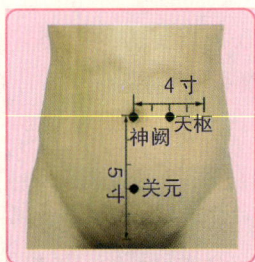
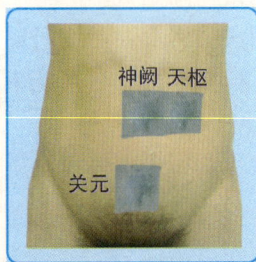

a. 取穴　　　　　　　　　　　　　b. 穴位贴敷后

图33　腹痛处方一

3. 用法　枯矾、胡椒研成细末，与葱白、大枣一同捣烂成糊状。取适量涂于穴位上，胶布固定。每日1次。

4. 主治　寒凝腹痛。

处方二

1. 用药　食盐500克，干姜100克。

2. 用穴　阿是穴。

3. 用法　将干姜与食盐一同炒热后装入布袋内，热敷痛处。注意热敷时不可过热，防止烫伤皮肤。每日1次。

4. 主治　寒凝腹痛。

处方三

1. 用药　甘遂30克，大黄15克，冰片5克。

2. 用穴　神阙。（图3）

3. 用法　将上述药物研成细末，填于脐中，将清水滴于药末之上，周围以纱布或面糊围住以防止水从脐中溢出，胶布固定。每日2次。

4. 主治　热结腹痛。

处方四

1. 用药　小茴香 10 克，吴茱萸 10 克，黄酒适量。
2. 用穴　神阙。（图 3）
3. 用法　将上述药物研成细末，用热黄酒调成糊状，取适量涂于穴位上，胶布固定，每日 1 次。
4. 主治　虚寒腹痛。

处方五

1. 用药　莱菔子 120 克，生姜 60 克，连须葱白 500 克，白酒适量。
2. 用穴　阿是穴。
3. 用法　将莱菔子、生姜、葱白一同捣烂成糊状，加入加热后的白酒，拌匀，趁热取适量敷于痛处。注意热敷时不可过热，防止烫伤皮肤。每日 1 次。
4. 主治　气滞腹痛。

处方六

1. 用药　赤芍 20 克，桃仁 10 克，红花 6 克，木香 6 克，延胡索 12 克，香附 6 克，官桂 6 克，乌药 6 克，干姜 3 克。
2. 用穴　神阙、阿是穴。
神阙：在脐区，脐中央。
3. 用法　将上述药物放入砂锅内加水浸泡，按中药煎制方法煎煮，去渣取液。将药液与面粉调和成糊状，趁热制成直径 3 厘米的药饼，分别贴于穴位上。每日 1 次。
4. 主治　瘀血腹痛。

处方七

1. 用药　白术 100 克，茯苓 60 克，白芍 60 克，神曲 60 克，麦芽 60 克，香附 60 克，当归 60 克，枳实 60 克，半夏 60 克，陈皮 20 克，黄连 20 克，吴茱萸 20 克，山楂 20 克，白蔻仁 20 克，益智仁 20 克，黄芪 20 克，山药 20 克，甘草 20 克，党参 15 克，木香 15 克，植物油 800 克，黄丹 500 克。
2. 用穴　膻中、神阙。（图 34）
（1）膻中：在胸部，横平第 4 肋间隙，前正中线上。
（2）神阙：在脐区，脐中央。
3. 用法　将上述药物研成细末，与植物油一同按膏药的制作方法熬至滴水成珠时用黄丹收膏，装瓶密封。用时取膏药适量，烘热，涂于牛皮纸或棉布上，分别贴于穴位处。每日或隔日换药 1 次。
4. 主治　食积腹痛。

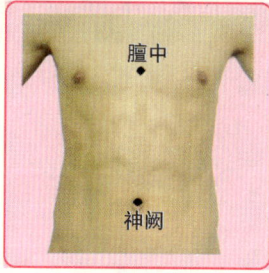

a. 取穴

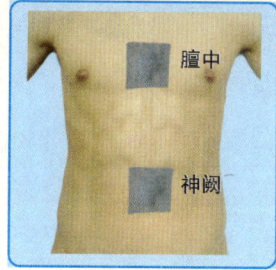

b. 穴位贴敷后

图 34   腹痛处方七

处方八

1. 用药   川椒 30 克，乌梅 30 克。

2. 用穴   神阙。（图 3）

3. 用法   将上述药物炒热后装入布袋，热敷于穴位处。注意热敷时不可过热，防止烫伤皮肤。每日 1 次。

4. 主治   虫积腹痛。

【附记】   引起腹痛的原因多样，可根据腹痛的部位、疼痛程度、节律、伴随症状等鉴别诊断。肝胆疾患疼痛位于右上腹，急性阑尾炎疼痛常位于麦氏点，小肠绞痛位于脐周，结肠绞痛常位于下腹部。消化性溃疡穿孔呈剧烈的刀割样、烧灼样痛，持续性广泛性剧烈腹痛见于急性弥漫性腹膜炎。实质性脏器的病变多表现为持续性、中空脏器的病变则多表现为阵发性。而持续性疼痛伴阵发性加剧则多见于炎症与梗阻同时存在情况。伴发热的提示为炎症性病变。伴吐泻的常为食物中毒或胃肠炎，伴便血的可能是肠套叠、肠系膜血栓形成，伴血尿的可能是输尿管结石，伴腹胀的可能为肠梗阻，伴休克的多为内脏破裂出血、胃肠道穿孔并发腹膜炎等等。除针对腹痛进行治疗外还应根据病因进行针对性的治疗，以免延误病情。

第八节   腹   泻

【概述】   腹泻，又称泄泻，是指排便次数增多，粪便稀薄，或泻出如水样，一般无脓血和里急后重。多因消化系统发生功能性或器质性病变而出现。本病一年四季均可发生，但以夏秋两季多见，临床可分为急性泄泻和慢性泄泻两类。泄泻多见于西医学的急慢性肠炎、胃肠功能紊乱、过敏性肠炎、溃疡性结肠炎、肠结核等。

【临床表现】   以大便次数增多、便质清浙甚至如水样，或完谷不化为主症。多伴有腹痛、肠鸣等症状。

【穴位贴敷治疗】

处方一

1. 用药　白胡椒20粒，炮干姜3克，雄黄粉3克，肉桂3克，吴茱萸3克。

2. 用穴　神阙。（图3）

3. 用法　上述药物研成细末，填于脐中，盖以纱布，胶布固定。每日1次，中病则止。

4. 主治　寒湿泄泻。

处方二

1. 用药　去油巴豆仁2粒，去核熟大枣1枚。

2. 用穴　涌泉、天枢。（图23、图18）

(1) 涌泉：在足底，屈足卷趾时足心最凹陷处。

(2) 天枢：在腹部，横平脐中，前正中线旁开2寸。

3. 用法　巴豆仁与大枣共同捣烂，用油纸或纱布包裹，压成饼状，贴于穴位处。每日1次，每次2~3小时，发挥作用于局部发泡后。注意发泡后尽量保持水泡处皮肤完好，对水泡表面涂以龙胆紫待其自行吸收。

4. 主治　寒湿泄泻。

处方三

1. 用药　车前草60克，甘草3克，滑石6克。

2. 用穴　神阙、天枢。（图33）

(1) 神阙：在脐区，脐中央。

(2) 天枢：在腹部，横平脐中，前正中线旁开2寸。

3. 用法　将上述药物研成细末，用茶水调成糊状，取适量涂于穴位上，盖以纱布，胶布固定。每日1次，中病则止。

4. 主治　湿热泄泻。

处方四

1. 用药　苦参20克，苍术20克，米醋适量。

2. 用穴　涌泉。（图25）

3. 用法　上述药物研成细末，用米醋调成糊状，取适量涂于穴位上，盖以纱布，胶布固定。每日1次，每次4~6小时，中病则止。若热重者则改苦参与苍术比例为3:1，湿重者则改为1:3。

4. 主治　湿热泄泻。

处方五

1. 用药　藿香50克，苏叶50克，白芷50克，桔梗50克，升麻50克，柴胡50克，姜半夏60克，厚朴60克，白术60克，山楂60克，莱菔子60克，山药60克，大腹皮60克，猪苓40克，茯苓40克，泽泻40克，陈皮40克，枳实40克，桂枝30克，砂仁30克，干姜30克。

2. 用穴　气海、足三里、神阙、天枢。（图35、图36）

（1）气海：在下腹部，脐中下1.5寸，前正中线上。

（2）足三里：在小腿前外侧，犊鼻下3寸，犊鼻与解溪连线上。

（3）神阙：在脐区，脐中央。

（4）天枢：在腹部，横平脐中，前正中线旁开2寸。

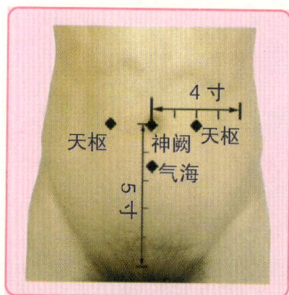
a. 取穴

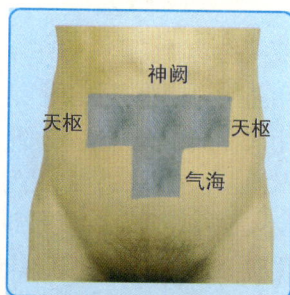
b. 穴位贴敷后

图35　泄泻处方五

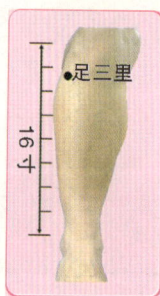
a. 取穴

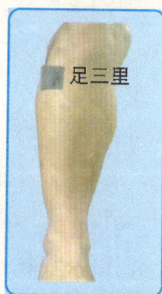
b. 穴位贴敷后

图36　泄泻处方五

3. 用法　上述药物研成细末，加入75%的乙醇使其与药粉之比为1∶15，浸泡一周后去渣取汁，蒸馏提纯后备用。应用时将脱脂棉或纱布在药液中浸泡，待脱脂棉或纱布吸取足量药液后，敷于穴位上，外盖油纸或塑料薄膜，胶布固定。每日2次，每次30分钟。

4. 主治　伤食泄泻。

处方六

1. 用药　白芷30克，干姜30克，蜂蜜适量。

2. 用穴　神阙。（图3）

3. 用法　白芷、干姜研成细末，与蜂蜜调和成膏状，取适量涂于穴位上，盖以纱布，胶布固定。用热水袋或炒热的盐粒袋热敷，注意热敷时不可过热，防止烫伤皮肤。每日1次。

4. 主治　脾虚泄泻。

处方七

1. 用药　苍术15克，吴茱萸15克，砂仁15克，丁香6克，胡椒15粒。

2. 用穴　神阙。（图3）

3. 用法　将上述药物研成细末，用植物油调成糊状，取适量涂于穴位上，盖以纱布，胶布固定。每日1次。

4. 主治　脾虚泄泻。

处方八

1. 用药　诃子肉120克，干粟壳120克，赤石脂120克，煅龙骨60克，乳香15克，没药15克，植物油500克，黄丹250克。

2. 用穴　关元。（图37）

关元：在下腹部，脐中下3寸，前正中线上。

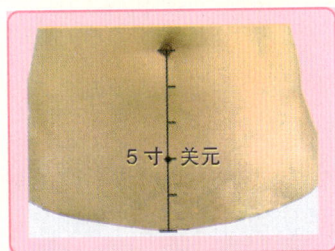
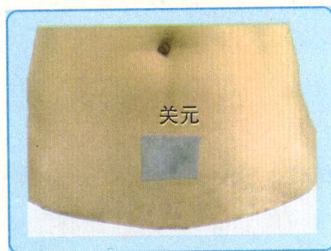

a. 取穴　　　　　　　　　　　b. 穴位贴敷后

图37　泄泻处方八

3. 用法　将上述药物研成细末，与植物油一同按膏药的制作方法熬至滴水成珠时用黄丹收膏，装瓶密封。用时取膏药适量，烘热，涂于牛皮纸或棉布上，分别贴于穴位处。每日或隔日换药1次。

4. 主治　肾虚泄泻。

处方九

1. 用药　肉豆蔻60克，五味子60克，补骨脂120克，吴茱萸30克。

2. 用穴　神阙。

3. 用法　将上述药物研成细末。用棉布制成20厘米见方的布袋，内铺薄棉花。将药末均匀的撒在棉花上，将布袋封口，盖于脐上，用布带束腰固定，5日更换药末1次。

4. 主治　肾虚泄泻。

处方十

1. 用药　苍术30克，厚朴30克，陈皮30克，炙甘草30克。

2. 用穴　神阙。

3. 用法　上述药物研成细末，炒热装入布袋中，热敷于穴位处，药凉后重复加热使用。注意热敷时不可过热，防止烫伤皮肤。每日1次。

4. 主治　各种泄泻。

【附记】　急性泄泻的患者应注意休息，注意饮食卫生，不吃腐败变质的食物，不喝生水。患病初期进食应以能保证营养而又不加重胃肠道病变部位的损伤为原则，一般宜选择清淡流质饮食，如浓米汤、淡果汁和面汤等，忌食生冷油腻或刺激性食物。伤食泄泻者需要暂时禁食，以利于胃肠恢复，脱水过多者需要输液治疗。缓解期排便次数逐渐减少后可进食少油的肉汤、牛奶、豆浆、蛋花汤、蔬菜汁等流质饮食，以后逐渐进食清淡、少油、少渣的半流质饮食。腹泻完全停止时食物应以细、软、烂、少渣、易消化为宜，如食欲旺盛，就少食多餐。

第九节　便　　秘

【概述】　便秘是多种疾病的一个症状，而不是一种疾病。对不同的患者来说，便秘有不同的含义。肠易激综合征是很常见的便秘原因。经常服用某些药物也易引起便秘。中医认为便秘的病位在大肠，系大肠传导功能失常所致，但与肺、肝、脾、肾关系密切。

【临床表现】　以排便困难为主症，2～3天或更长时间大便1次，粪质干硬，排出困难；或虽然每日大便1次，但粪质干燥坚硬，排出困难；或粪质并不干硬，也有便意，但排出困难等。常伴有腹胀、腹痛、头晕、便血等症状。

【穴位贴敷治疗】

处方一

1. 用药　商陆10克。

2. 用穴　鸠尾。（图38）

鸠尾：在上腹部，剑胸结合部下1寸，前正中线上。

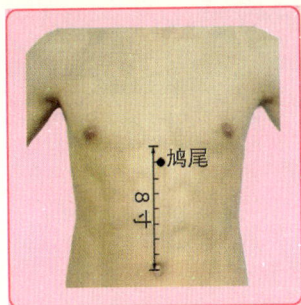
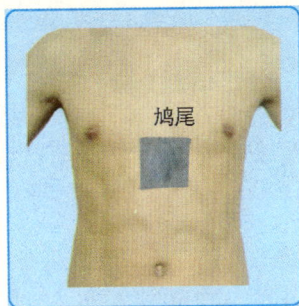

a. 取穴　　　　　　　　　　　　b. 穴位贴敷后

图 38　便秘处方一

3. 用法　商陆研成细末，用开水调成糊状，取适量涂于穴位上，盖以纱布，胶布固定。

4. 主治　热秘。

处方二

1. 用药　田螺 5 个。

2. 用穴　神阙、气海。（图 37）

3. 用法　田螺捣烂成泥状，敷于穴位上，胶布固定，每天 1 次。

4. 主治　热秘。

处方三

1. 用药　巴豆 1 克，肉桂 1 克，吴茱萸 3 克。

2. 用穴　神阙、足三里。（图 3、图 36）

3. 用法　上述药物研成细末，炒热，装入布袋，热敷于穴位处。注意热敷时不可过热，防止烫伤皮肤。每日 1 次。

4. 主治　冷秘。

处方四

1. 用药　生姜 30 克，连须葱白 50 克，食盐 15 克，淡豆豉 10 克，面粉适量。

2. 用穴　神阙。（图 3）

3. 用法　上述药物一同捣烂成糊状，加入适量面粉，制成直径 3 厘米的药饼，放在火上烘热，敷于穴位上，冷后再换。每日 1 次 6～12 小时。注意热敷时不可过热，防止烫伤皮肤。

4. 主治　气秘。

处方五

1. 用药　附子 15 克，公丁香 15 克，炮川乌 9 克，白芷 9 克，猪牙皂 9 克，胡椒3克，去皮大蒜1头。

2. 用穴　神阙。（图3）

3. 用法　大蒜捣烂，其余药物研成细末，用清水调成糊状，取适量涂于穴位上，盖以纱布，胶布固定。每日1次。

4. 主治　虚秘。

处方六

1. 用药　大戟1.5克，大枣5～10个。

2. 用穴　神阙。（图3）

神阙：在脐区，脐中央。

3. 用法　大戟与大枣一同捣烂成糊状，贴于穴位处，每日1次。

4. 主治　虚秘。

处方七

1. 用药　大黄12克，麻子仁8克，枳实6克，巴豆6克，麝香0.3克，芒硝8克。

2. 用穴　神阙（图3），上髎，次髎，中髎，下髎（图39）。

（1）神阙：在脐区，脐中央。

（2）上髎：在骶区，正对第1骶后孔中。

（3）次髎：在骶区，正对第2骶后孔中。

（4）中髎：在骶区，正对第3骶孔中。

（5）下髎：在骶区，正对第4骶后孔中。

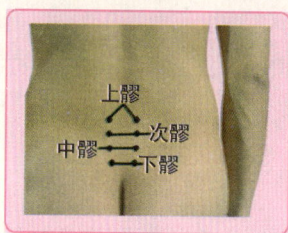
a. 取穴

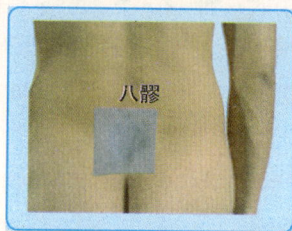
b. 穴位贴敷后

图39　便秘处方七

3. 用法　上述药物研成细末，用油脂调成膏状，制成直径3厘米的药饼，分别于穴位上贴敷4～6小时，每日1次。

4. 主治　便秘。

处方八

1. 用药　火麻仁60克，大黄15克，郁李仁30克。

2. 用穴　魄户、魂门。（图40）

（1）魄户：在脊柱区，第3胸椎棘突下，后正中线旁开3寸。

（2）魂门：在脊柱区，第9胸椎棘突下，后正中线旁开3寸处。

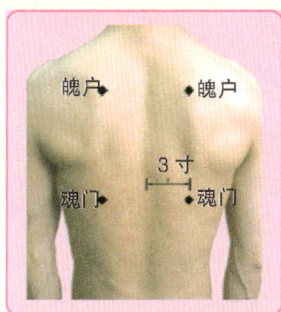
　　a. 取穴

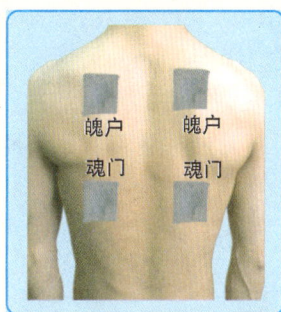
　　b. 穴位贴敷后

图40　便秘处方八

3. 用法　上述药物研成细末，文火炼稠，冷却后搓成条状，如筷子般粗细，长约3厘米的药条，纳入肛门内。每日2次。

4. 主治　老年虚秘。

【附记】　便秘虽不是什么大病，但却十分痛苦，且可导致一些并发症，宿便堆积在肠道里，不断产生各种毒气、毒素，造成肠内环境恶化、肠胃功能紊乱、内分泌失调、新陈代谢紊乱等。同时对高血压、冠心病患者来说，便秘也是十分危险的，在排便时由于过度用力突发脑血管意外，容易导至死亡。便秘患者的主食应该米、面和杂粮混食，这样有利于提高主食中蛋白质的生物利用价值。副食应以蔬菜为主，最好是新鲜的蔬菜，要避免以及辛辣刺激的食物，这样可以促进肠蠕动，防治便秘。当然，各种水果也是不可缺少的。坚果类的食物中多含有大量的油脂，能够润肠通便，也应该多吃。

第十节　黄　疸

【概述】　黄疸是指巩膜及全身黄染，以目黄、皮肤泛黄，小便黄赤为特征的一种疾病，属于中医学“黄病”的范畴。临床辨证时应先分虚实，阳黄起病迅速，病程较短，黄色较鲜亮，多属实证、热证；阴黄起病缓慢，病程较长，黄色较晦暗，所属虚证、寒证；急黄起病急骤，变化迅速，多属虚实夹杂，寒热错综之证。

【临床表现】　以目黄、身黄、小便黄为主症，尤以眼睛巩膜发黄最为明显。患病之初可无黄胆，而以恶寒发热、纳呆、呕恶、身重肢倦等类似感冒症状为主，三五日后才逐渐出现黄胆。

【穴位贴敷治疗】

处方一

1. 用药　大黄 60 克，芒硝 60 克，山栀子 60 克，茵陈 80 克，金钱草 30 克，冰片 5 克，蜂蜜适量。

2. 用穴　日月、期门、神阙。（图 41）

（1）日月：在胸部，第 7 肋间隙，前正中线旁开 4 寸。

（2）期门：在胸部，第 6 肋间隙，前正中线旁开 4 寸。

（3）神阙：在脐区，脐中央。

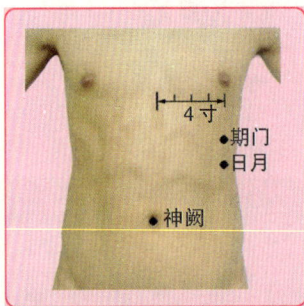
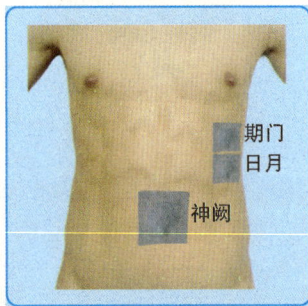

a. 取穴　　　　　　　　　　　　b. 穴位贴敷后

图 41　黄疸处方一

3. 用法　上述药物研成细末，用蜂蜜调成糊状，取适量涂于穴位上，盖以纱布，胶布固定。用热水袋或炒热的盐粒袋热敷，注意热敷时不可过热，防止烫伤皮肤。每日 1 次，10 次为 1 疗程。

4. 主治　阳黄属热毒炽盛者。

处方二

1. 用药　黄连 20 克，黄芩 20 克，黄柏 20 克，大黄 20 克，青黛 10 克，蜂蜜适量。

2. 用穴　期门。（图 25）

期门：在胸部，第 6 肋间隙，前正中线旁开 4 寸。

3. 用法　上述药物研成细末，用蜂蜜调成糊状，取适量涂于穴位上，盖以纱布，胶布固定。每日 1 次，10 次为 1 疗程。

4. 主治　阳黄属热毒炽盛者。

处方三

1. 用药　砂仁 30 克，明矾 16 克，白糖 50 克，鲫鱼一条。

2. 用穴　神阙、至阴。（图 3、图 42）

（1）神阙：在脐区，脐中央。

（2）至阴：在足小趾末节外侧，距趾甲角0.1寸。

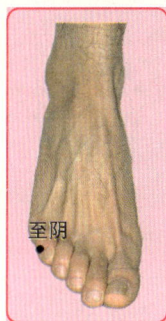 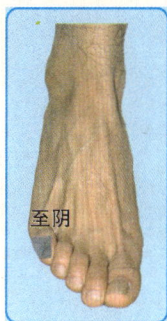

a. 取穴　　　　　　　　　　　b. 穴位贴敷后

图42　黄疸处方三

3. 用法　上述药物研成细末，鲫鱼去骨和内脏后捣烂，将药末和鱼肉调成糊状。取适量涂于穴位上，盖以纱布，胶布固定。每日1次。

4. 主治　阳黄属湿热内蕴者。

处方四

1. 用药　陈皮15克，厚朴15克，苍术24克，茵陈24克，甘草9克，食醋适量。

2. 用穴　神阙。（图3）

3. 用法　上述药物研成细末，用食醋调成糊状，制成直径3厘米的药饼，贴于穴位上，盖以纱布，胶布固定。每日1次。

4. 主治　阳黄属湿热内蕴者。

处方五

1. 用药　茵陈30克，栀子30克，大黄30克，芒硝30克，杏仁18克，常山12克，鳖甲12克，巴豆霜12克，豆豉50克。

2. 用穴　神阙。（图3）

3. 用法　将上述药物放入砂锅内加水浸泡，按中药煎制方法煎煮，去渣取液。用棉球或纱布蘸药液擦拭脐周。将药渣炒热后装入布袋内，热敷穴位处。注意热敷时不可过热，防止烫伤皮肤。每日2次，每剂药可用2日。

4. 主治　阳黄。

处方六

1. 用药　麝香1克，胡椒5粒，鲫鱼背肉2块。

2. 用穴　神阙（图3）、肝俞、脾俞（图43）。

（1）神阙：在脐区，脐中央。

（2）肝俞：在脊柱区，第9胸椎棘突下，后正中线旁开1.5寸。

（3）脾俞：在脊柱区，第11胸椎棘突下，后正中线旁开1.5寸。

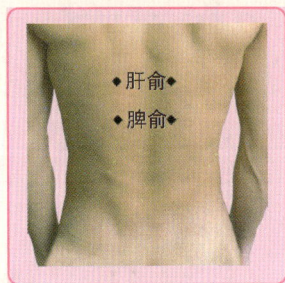
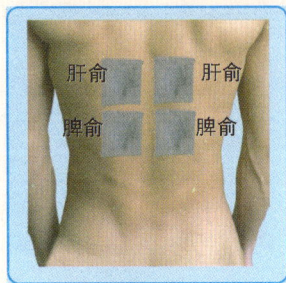

a. 取穴 　　　　　　　　　　　　　　　b. 穴位贴敷后

图43　黄疸处方七

3. 用法　胡椒研末与鱼肉捣烂成糊状，制成药饼。用时取少许麝香置于穴位上，覆以药饼，再盖以纱布，胶布固定。每日1次。

4. 主治　阴黄属寒湿内阻。

处方七

1. 用药　茵陈30克，丁香20克，胡椒30粒，新鲜鲫鱼一条，白酒适量。

2. 用穴　神阙（图3）、肝俞、脾俞（图43）、阳陵泉（图27）。

（1）神阙：在脐区，脐中央。

（2）肝俞：在脊柱区，第9胸椎棘突下，后正中线旁开1.5寸。

（3）脾俞：在脊柱区，第11胸椎棘突下，后正中线旁开1.5寸。

（4）阳陵泉：在小腿外侧，腓骨头前下方凹陷中。

3. 用法　上述药物研成细末，鲫鱼去骨和内脏后捣烂，用白酒将药末和鱼肉调成糊状。取适量涂于穴位上，盖以纱布，胶布固定。每日2次，7次为1疗程。

4. 主治　阴黄。

处方八

1. 用药　丁香12克，茵陈50克。

2. 用穴　四肢及周身。

3. 用法　将上述药物放入砂锅内加水浸泡，按中药煎制方法煎煮，去渣取液。用棉球或纱布蘸药液擦拭四肢及周身。每日1~2次，10次为1疗程。

4. 主治　阴黄。

处方九

1. 用药　苦丁香10克，白胡椒10克，白丁香10克。

2. 用穴　鼻窍。

3. 用法　将上药研成细末，装瓶备用。用时取少许吹入鼻中，以流出黄水为度。每日3次，10日为1疗程，病愈停用。吹药入鼻中时可含水于口中以防止药末误入气道。

4. 主治　急黄。

【附记】　黄胆患者应注意休息，保持心情舒畅，饮食宜清淡，尤应注意忌酒，忌生冷，忌胀气之物，忌肥甘厚味和辛温助热之品，以免加剧肝胆负担，使症状加重。本病一旦发现，应立即隔离治疗，并对其食具、用具加以消毒，将其排泄物深埋或用漂白粉消毒。经治疗黄胆消退后，不宜马上停药，应根据病情继续治疗，以免复发。

第十一节　水　肿

【概述】　水肿是指体内水液潴留，泛溢肌肤而引起头面、眼睑、四肢、腹背，甚至全身浮肿的疾病。中医认为水肿是全身气化功能障碍的一种表现，与肺、脾、肾、三焦各脏腑密切相关。水肿依据症状表现不同而分为阳水、阴水二类，阳水发病急，初起面目微肿，继之则遍及全身，腰以上肿甚；阴水发病较缓，足跗水肿渐及周身，身肿以腰以下为甚。水肿常见于西医的肾炎、肺心病、肝硬化、营养障碍及内分泌失调等疾病。

【临床表现】　以头面、眼睑、四肢、腹背或全身浮肿为主症。

【穴位贴敷治疗】

处方一

1. 用药　苍术9克，厚朴7克，陈皮9克，甘草10克，白术9克，泽泻9克，猪苓12克，茯苓12克。

2. 用穴　神阙。（图3）

神阙：在脐区，脐中央。

3. 用法　上述药物研成细末，炒热后装入布袋内，热敷穴位处。注意热敷时不可过热，防止烫伤皮肤。每日1次。

4. 主治　阴水之脾阳虚损。

处方二

1. 用药　大蒜20克，蓖麻子60克。

2. 用穴　涌泉。（图23）

涌泉：在足底，屈足卷趾时足心最凹陷处。

3. 用法　大蒜去皮，蓖麻子去壳，一同捣烂，以纱布包裹，压制成饼状。于晚上敷于穴位处，胶布固定，次日清晨去掉，连续7日为1疗程。

4. 主治　阴水之肾气衰微。

处方三

1. 用药　蝼蛄5个。

2. 用穴　神阙。(图3)

3. 用法　将蝼蛄捣烂成泥状，纱布包裹后敷于穴位上，每2日一换。

4. 主治　各种水肿。

处方四

1. 用药　大戟10克，甘遂10克，芫花10克，海藻10克，面粉适量，食醋适量。

2. 用穴　阿是穴。

3. 用法　上述药物研成细末，与面粉一同用食醋调成糊状，取适量涂于水肿处，盖以纱布，胶布固定。

4. 主治　阳水之水湿浸渍。

处方五

1. 用药　牵牛子15克，煅皂角9克，木香9克，沉香9克，乳香9克，没药9克，琥珀3克，砂糖30克。

2. 用穴　气海。(图44)

气海：在下腹部，脐中下1.5寸，前正中线上。

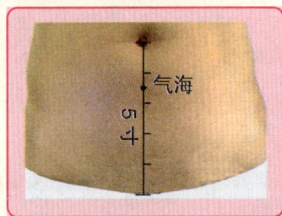 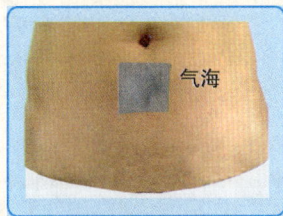

a. 取穴　　　　　　　　　　　　b. 穴位贴敷后

图44　水肿处方五

3. 用法　将上述药物研成细末，与砂糖一同拌匀炒热后装入布袋内，热敷穴位处。注意热敷时不可过热，防止烫伤皮肤。每日1次。

4. 主治　各种水肿。

处方六

1. 用药　地龙10克，甘遂10克，猪苓10克，硼砂10克，生姜适量，食醋适量。

2. 用穴　神阙。(图3)

3. 用法　将上述药物研成细末，生姜榨汁，用食醋和姜汁将药末调成糊状，取适量涂于穴位上，盖以纱布，胶布固定。每日2次。

4. 主治　阳水之水湿浸渍。

处方七

1. 用药　地龙50克，猪苓50克，朱砂50克，葱白适量。

2. 用穴　神阙。（图3）

3. 用法　将上述药物研成细末，与葱白一同捣烂，调成糊状，取适量涂于穴位上，盖以纱布，胶布固定。每日2次。

4. 主治　阴水之肾气衰微。

处方八

1. 用药　酒糟1500克。

2. 用穴　涌泉。（图23）

3. 用法　将酒糟蒸热，趁热包在脚上，外裹纱布，以汗出为度，每日2次。

4. 主治　各种水肿。

【附记】　水肿初期，应无盐饮食，待肿势渐退后，再进行低盐饮食，病情好转后可逐渐适当增加盐量。治疗期间应忌食辛辣、生冷、肥厚之品，同时忌烟忌酒。

第十二节　癃　闭

【概述】　癃闭是指以小便量少，排尿困难，甚则小便闭塞不通为主症的一种病证，其中小便不畅，点滴而短少，病势较缓者称为癃；小便闭塞，点滴不通，病势较急者称为闭。癃与闭都是指排尿困难，两者只是在程度上有差别，因此多合称为癃闭。癃闭有虚实之分，实证多因湿热、气结、瘀血阻碍气化运行；虚证多因中气、肾阳亏虚而气化不行。癃闭包括了西医各种原因引起的尿潴留及无尿症。

【临床表现】　以排尿困难为主症，常伴小腹胀满。病情严重时，可见头晕，心悸，喘促，浮肿，恶心呕吐，视物模糊，甚至昏迷抽搐等尿毒内攻症状。

【穴位贴敷治疗】

处方一

1. 用药　巴豆15克，黄连15克，葱白适量。

2. 用穴　神阙。（图3）

3. 用法　将上述药物研成细末，葱白榨汁，二者混合成糊状，制成药饼，置于脐上，用艾条灸烤。

4. 主治　癃闭属膀胱湿热者。

处方二

1. 用药　生姜30克，葱白20克，豆豉20克，穿山甲15克，盐3克，大蒜2头，黄酒适量。

2. 用穴　神阙。（图3）

3. 用法　将上述药物一同捣烂成糊状，制成药饼，烘热后贴于穴位上，胶布固定。

4. 主治　癃闭属肺热壅盛者。

处方三

1. 用药　皂角15克，半夏10克，麝香0.3克，面粉适量，黄酒适量，生姜适量。

2. 用穴　神阙。（图3）

3. 用法　皂角与半夏研成细末，与麝香、面粉拌匀，生姜榨汁，用黄酒、生姜汁将面粉与药末调成糊状，制为药饼。用时敷于穴位上并用胶布固定，热水袋或炒热的盐粒袋热敷，注意热敷时不可过热，防止烫伤皮肤。每日1次。

4. 主治　癃闭属肝郁气滞者。

处方四

1. 用药　麝香0.3克，血竭1克。

2. 用穴　神阙。（图3）

3. 用法　将上述药物研成细末，填于脐中，胶布固定。每日1次。

4. 主治　癃闭属瘀血内阻者。

处方五

1. 用药　党参30克，当归15克，川芎9克，柴胡9克，升麻9克。

2. 用穴　会阴。（图45）

会阴：在会阴部。男性当阴囊根部与肛门连线的中点，女性当大阴唇后联合与肛门连线的中点。

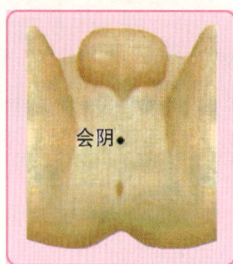
a. 取穴

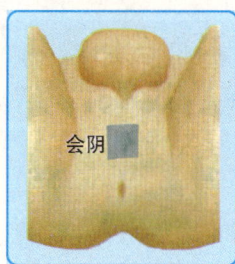
b. 穴位贴敷后

图45　癃闭处方五

3. 用法　将上述药物研成细末，与植物油一同按膏药的制作方法熬至滴水成珠时用黄丹收膏，装瓶密封。用时取膏药适量，烘热，涂于牛皮纸或棉布上，分别贴于穴位处。每日或隔日换药1次。

4. 主治　癃闭属中气不足者。

处方六

1. 用药　①大蒜120克，芒硝30克。②大黄150克，食醋200毫升。

2. 用穴　肾俞、膀胱俞。（图46）

（1）肾俞：在脊柱区，第2腰椎棘突下，后正中线旁开1.5寸。

（2）膀胱俞：在骶区，横平第2骶后孔，骶正中嵴旁1.5寸。

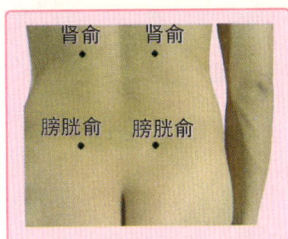
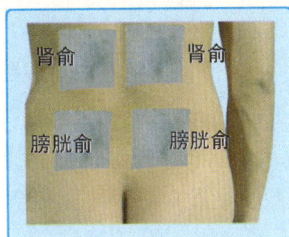

a. 取穴　　　　　　　　　　　　　　b. 穴位贴敷后

图46　癃闭处方六

3. 用法　大蒜与芒硝一同捣烂成糊状，取适量敷于穴位处。第二日取大黄与食醋调和成糊状，取适量敷于穴位处。两种方法轮换使用。

4. 主治　癃闭属肾阳虚衰者。

处方七

1. 用药　磁石5克，商陆5克，麝香0.1克。

2. 用穴　神阙、关元。

（1）神阙：在脐区，脐中央。

（2）关元：在下腹部，脐中下3寸，前正中线上。

3. 用法　将磁石、商陆研成细末后与麝香混合均匀，取适量铺于穴位上，胶布固定。每日1次。

4. 主治　产后癃闭。

处方八

1. 用药　葱白500克，白矾12克。

2. 用穴　气海、关元。（图21）

3. 用法　白矾碾成粉状，葱白捣烂，两者混合成糊状，取适量涂于穴位上，盖以纱布，胶布固定。每日1次。

4. 主治　急性尿潴留。

处方九

1. 用药　艾叶60克，菖蒲30克。

2. 用穴　神阙。（图3）

3. 用法　将上述药物研成细末，炒热后装入布袋内，热敷穴位处。注意热敷时不可过热，防止烫伤皮肤。每日1次。

4. 主治　癃闭。

处方十

1. 用药　甘遂 5 克，甘草 5 克。
2. 用穴　神阙。（图 3）
3. 用法　将上述药物研成细末，填于脐中，胶布固定。每日 1 次。
4. 主治　癃闭。

【附记】　患者应保持心情舒畅，消除紧张情绪，切忌忧思恼怒。应勤锻炼身体，避免久坐少动，尽量做到起居生活有规律，并减少对癃闭治疗有影响的各种因素，如憋尿，纵欲过度等。尿潴留需导尿的患者，必须严格执行规范操作，避免细菌入侵，应经常保持会阴部卫生。鼓励多饮水，保证每日尿量在 2500 毫升以上。宜每 4 小时开放导尿管 1 次，当患者能自动解出小便时，尽快拔除导尿管，切忌持续引流。

第十三节　淋　证

【概述】　淋证是指以小便频数量少，排出不畅，尿道灼热疼痛，小腹拘急，痛引腰腹为主要表现的病症，小便涩滞者为气淋；遇劳即发者为劳淋；小便混浊者为膏淋；尿中带血者为血淋；尿中带砂石者为石淋。临床见淋证还应详辨虚实：气淋实证兼见胸胁胀满，舌青脉弦；虚证多兼气短面白，舌淡脉细。血淋实证尿色鲜红，苔黄脉滑；虚证则尿血色淡，舌淡脉细。膏淋实证兼见舌红脉数；虚证则舌淡脉细。本病的临床表现类似于西医所指的急慢性尿路感染，泌尿道结石，尿路结石，急慢性前列腺炎，乳糜尿以及尿道综合征等。

【临床表现】　以尿频、尿急、尿痛为主症，常伴有排尿不畅、小腹拘急或痛引腰腹等症状。

【穴位贴敷治疗】

处方一

1. 用药　虎杖根 100 克，乳香 15 克，琥珀 10 克，麝香 4 克，葱白适量。
2. 用穴　神阙、肾俞、膀胱俞。（图 3、图 46）
（1）神阙：在脐区，脐中央。
（2）肾俞：在脊柱区，第 2 腰椎棘突下，后正中线旁开 1.5 寸。
（3）膀胱俞：在骶区，横平第 2 骶后孔，骶正中嵴旁 1.5 寸。
3. 用法　将上述药物一同捣烂，取适量涂于穴位上，盖以纱布，胶布固定。每日 1 次。
4. 主治　石淋。

处方二

1. 用药　田螺 7 只，淡豆豉 10 粒，连须葱头 3 个，鲜车前草 3 棵，盐少许。

2. 用穴　神阙。

3. 用法　上述药物一同捣烂成糊状，制成药饼敷于穴位处。每日 1 次。

4. 主治　石淋。

处方三

1. 用药　生川乌 100 克，生草乌 100 克，生姜 100 克，白酒适量。

2. 用穴　关元、气海、肾俞、膀胱俞、大肠俞。（图 21、图 47）

（1）关元：在下腹部，脐中下 3 寸，前正中线上。

（2）气海：在下腹部，脐中下 1.5 寸，前正中线上。

（3）肾俞：在脊柱区，第 2 腰椎棘突下，后正中线旁开 1.5 寸。

（4）膀胱俞：在骶区，横平第 2 骶后孔，骶正中嵴旁 1.5 寸。

（5）大肠俞：在脊柱，当第 4 腰椎棘突下，后正中线旁开 1.5 寸。

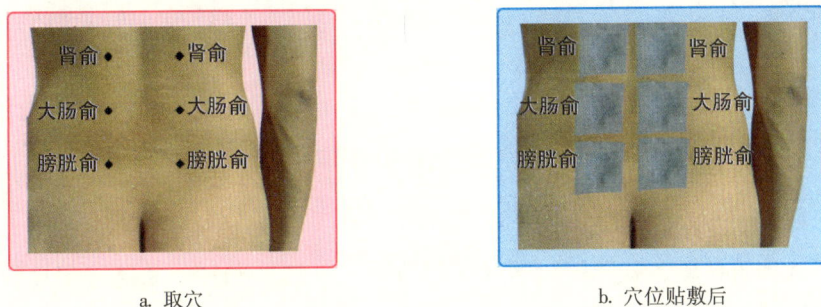

a. 取穴　　　　　　　　　　　　b. 穴位贴敷后

图 47　淋证处方三

3. 用法　川乌、草乌研成细末，生姜剁成姜末与前者一同炒热装入布袋内。趁热撒上适量白酒，然后热敷穴位处。注意热敷时不可过热，防止烫伤皮肤。每日 1 次，每次 30～60 分钟。

4. 主治　石淋。

处方四

1. 用药　椿根白皮 100 克，白芍 30 克，干姜 30 克，黄柏 30 克，麻油 300 克，黄丹适量。

2. 用穴　气海。（图 21）

3. 用法　将上述药物研成细末，与麻油一同按膏药的制作方法熬至滴水成珠时用黄丹收膏，装瓶密封。用时取膏药适量，烘热，涂于牛皮纸或棉布上，分别贴于穴位处。注意烘烤不可过热，防止烫伤皮肤。每日 1 次。

4. 主治　膏淋。

处方五

1. 用药　地龙 1 条，蜗牛 1 只。

2. 用穴　神阙。

3. 用法　将地龙与蜗牛一同捣烂，填于脐中，盖以纱布，胶布固定。每日1次，10次为1疗程。

4. 主治　膏淋。

处方六

1. 用药　鲜莴苣250克，黄柏100克。

2. 用穴　神阙（图3）、大肠俞、膀胱俞。（图47）

（1）神阙：在脐区，脐中央。

（2）大肠俞：在脊柱，当第4腰椎棘突下，后正中线旁开1.5寸。

（3）膀胱俞：在骶区，横平第2骶后孔，骶正中嵴旁1.5寸。

3. 用法　将莴苣与黄柏一同捣烂成糊状，取适量涂于穴位上，盖以纱布，胶布固定。每日1次。

4. 主治　血淋。

【附记】　淋证患者应多锻炼以增强体质，积极调畅情志，消除各种外邪入侵和湿热内生的有关因素，同时要养成良好的饮食起居习惯，如清淡饮食，忌肥腻辛辣之品，忌烟酒刺激；多饮水，不憋尿；避免纵欲过劳，房事后即行排尿；妇女在月经期、妊娠期、产后更应注意外阴卫生，以免虚体受邪；尽量避免使用尿路器械，如导尿、膀胱镜、膀胱逆行造影，以防外邪带入膀胱；积极治疗消渴、肺痨等肾虚疾患等。

第十四节　胸　痹

【概述】　胸痹是指胸部憋闷疼痛，甚者胸痛及背，伴以气短、喘息不得卧的一种病症，胸痹多见于中老年人，往往发生于情绪激动、多饮暴食、劳累或受到寒热刺激后，疼痛持续数分钟至数日不等。本病相当于西医冠状动脉粥样硬化性心脏病、心肌梗死、心包炎等疾病引起的心前区疼痛，以及肺部疾病、胸膜炎、肋间神经痛等以胸痛为主症的疾病，另外心脏自主神经功能紊乱、高血压性心脏病等临床表现与本病特点相符者，均可参照本病辨证论治。

【临床表现】　以胸部闷痛，甚则胸痛彻背，短气喘息不得卧为主症，轻者仅感胸闷如窒，呼吸欠畅，重者则有胸痛，严重者心痛彻背，背痛彻心。

【穴位贴敷治疗】

处方一

1. 用药　川芎3克，乌头12克，细辛12克，附子12克，羌活12克，花椒12克，桂枝12克。

2. 用穴　肺俞、厥阴俞、心俞、督俞、膻中。（图11、图13）

（1）肺俞：在脊柱区，第3胸椎棘突下，后正中线旁开1.5寸。

（2）厥阴俞：在脊柱区，当第4胸椎棘突下，后正中线旁开1.5寸。

（3）心俞：在脊柱区，第5胸椎棘突下，后正中线旁开1.5寸。

（4）督俞：在脊柱区，第6胸椎棘突下，后正中线旁开1.5寸。

（5）膻中：在胸部，横平第4肋间隙，前正中线上。

3. 用法　上述药物研成细末，用棉布制成两个20厘米见方的布袋，内铺薄棉花。将药末均匀的撒在棉花上，将布袋封口。用时分别将两个布袋放于胸前及后背的穴位处，用热水袋或炒热的盐粒袋热敷，注意热敷时不可过热，防止烫伤皮肤。

4. 主治　胸痹属寒凝心脉者。

处方二

1. 用药　栀子15克，桃仁15克，蜂蜜适量。

2. 用穴　膻中。（图48）

膻中：在胸部，横平第4肋间隙，前正中线上。

3. 用法　上述药物研成细末，用蜂蜜调成糊状，取适量涂于穴位上，盖以纱布，胶布固定。隔日换药1次，6次为1疗程。

4. 主治　胸痹属瘀血阻络者。

处方三

1. 用药　川芎3克，冰片1克，硝酸甘油1片。

2. 用穴　膻中、内关。（图48）

（1）膻中：在胸部，横平第4肋间隙，前正中线上。

（2）内关：在前臂前区，腕掌侧远端横纹上2寸，掌长肌腱与桡侧腕屈肌腱之间。

3. 用法　上述药物研成细末，用清水调成糊状，取适量涂于穴位上，盖以纱布，胶布固定。每日1次，10次为1疗程。

4. 主治　胸痹属气滞心胸者。

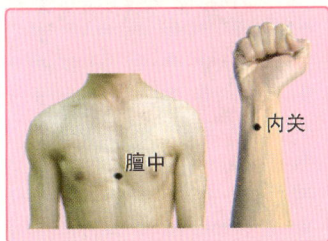
a. 取穴

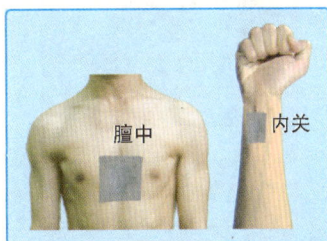
b. 穴位贴敷后

图48　胸痹处方三

处方四

1. **用药**　瓜蒌 10 克，薤白 10 克，白芷 10 克，赤芍 10 克，没药 5 克，附子 5 克，朱砂 5 克，冰片适量，生姜汁适量。

2. **用穴**　膻中、心俞、厥阴俞、巨阙、阴郄、神阙。（图 49、图 50、图 51）瘀血阻络者加膈俞、通里；寒凝心脉者加关元、内关；痰浊闭阻者加中脘、丰隆；气阴两虚者加气海、足三里；心肾阴虚者加肾俞、三阴交；心肾阳虚者加关元、命门、大赫。

（1）膻中：在胸部，横平第 4 肋间隙，前正中线上。

（2）心俞：在脊柱区，第 5 胸椎棘突下，后正中线旁开 1.5 寸。

（3）厥阴俞：在脊柱区，当第 4 胸椎棘突下，后正中线旁开 1.5 寸。

（4）巨阙：在上腹部，脐中上 6 寸，前正中线上。

（5）阴郄：在前臂前区，腕掌侧远端横纹上 0.5 寸，尺侧腕屈肌腱的桡侧缘。

（6）神阙：在脐区，脐中央。

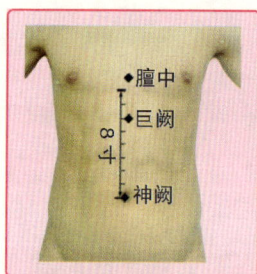
a. 取穴

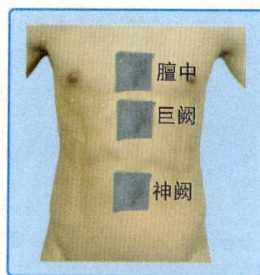
b. 穴位贴敷后

图 49　胸痹处方四（1）

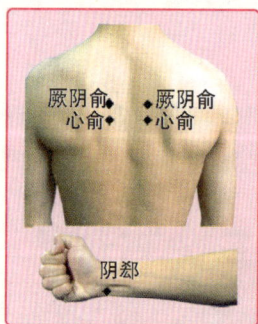
a. 取穴

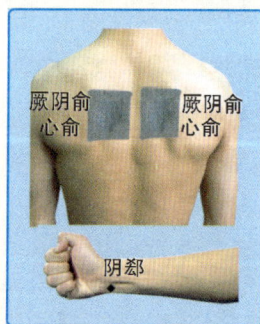
b. 穴位贴敷后

图 50　胸痹处方四（2）

3. **用法**　上述药物除冰片外共研细末，贮瓶备用。用时加入 3 克冰片，用生姜汁调成糊状，取适量涂于穴位上，麝香膏固定。每次敷贴 4～6 小时，每日 1次，至疼痛缓解改为每周 1～2 次，连续贴敷 1 个月为 1 疗程。

4. 主治　胸痹。

处方五

1. 用药　枳实 12 克，香附 12 克，木香 12 克，乌药 12 克，大腹皮 12 克，鸡血藤 30 克，食醋适量。

2. 用穴　膻中（图 11）、大椎、心俞（图 12）。

（1）膻中：在胸部，横平第 4 肋间隙，前正中线上。

（2）大椎：在脊柱区，第 7 颈椎棘突下凹陷中，后正中线上。

（3）心俞：在脊柱区，第 5 胸椎棘突下，后正中线旁开 1.5 寸。

3. 用法　上述药物研成细末，用食醋调成糊状，取适量涂于穴位上，盖以纱布，胶布固定，每日 1 次。寒凝气滞者可加桂枝 8 克，用白酒代替食醋调和。

4. 主治　胸痹。

处方六

1. 用药　降香 12 克，檀香 12 克，田七 12 克，胡椒 12 克，冰片 3 克，麝香 1 克，白酒适量。

2. 用穴　膻中（图 11）、内关、心俞（图 51）。

（1）膻中：在胸部，横平第 4 肋间隙，前正中线上。

（2）内关：在前臂前区，腕掌侧远端横纹上 2 寸，掌长肌腱与桡侧腕屈肌腱之间。

（3）心俞：在脊柱区，第 5 胸椎棘突下，后正中线旁开 1.5 寸。

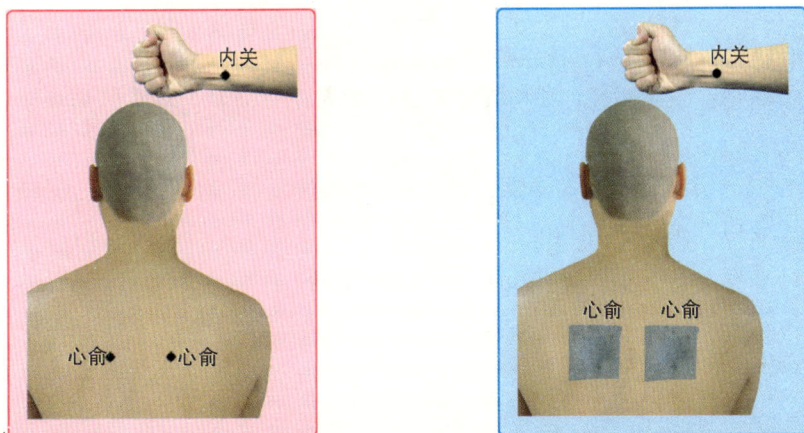

a. 取穴　　　　　　　　　b. 穴位贴敷后

图 51　胸痹处方六

3. 用法　上述药物研成细末，用白酒调成糊状，制成药饼贴于穴位上。每日1次，10次为1疗程。

4. 主治　胸痹。

处方七

1. 用药　细辛10克，檀香10克，冰片5克，食醋适量。

2. 用穴　神阙。（图3）

3. 用法　上述药物研成细末，用食醋调成糊状，制成药饼贴于穴位上。每日1次，10次为1疗程。

4. 主治　胸痹。

【附记】　一般胸痹患者要注意休息，适度活动；病情严重的患者，需绝对卧床休息。饮食上必须戒烟，慎饮酒，避免过食肥甘厚味；肥胖的患者应限制饮食，控制体重以减轻心脏负担；气虚或血虚的患者可适当进食些补益的食物如桂圆、红枣等。保持大便通畅，便秘时切忌用力过度以避免诱发心痛。生活上注意寒温适宜，防止受凉感冒。保持心情平静愉快，忌恼怒忧思情绪过度，同时积极防治有关疾病，如高血压、高脂血症、糖尿病等。

第十五节　心　悸

【概述】　心悸是指患者自觉心中悸动不安，甚至不能自主的症状，多伴有胸闷，心前区不适感。心悸可见于多种疾病，与失眠、健忘、眩晕、耳鸣等并存，常因紧张、焦虑、情绪激动等诱发，持续时间由几分钟至几小时不等。此外，过度劳累、循环系统缺乏适当锻炼不能适应活动量而表现出的心血管反应也可归为心悸。西医学中某些疾病如风湿性心脏病、肺源性心脏病、贫血、低钾血症、心脏神经官能症等各种能引起心脏搏动频率、节律发生异常的疾病，均可导致本病发生。

【临床表现】　自觉心动异常，或快速，或缓慢，或跳动过重，或忽跳忽止，呈阵发性或持续不解，神情紧张，心慌不安。可伴有头晕、胸闷不适、心烦不寐、颤抖乏力等。中老年患者还可伴有心胸疼痛、喘促不安、汗出肢冷、晕厥。脉象可见数、促、结、代、缓、迟等。常因情志刺激、惊恐、紧张、劳倦、饮酒等因素诱发。

【穴位贴敷治疗】

处方一

1. 用药　醋炒吴萸300克，桂皮300克，柏子仁12克，远志9克，丁香6克，生姜适量。

2. 用穴 关元、神阙、膻中、涌泉。（图 23、图 33、图 34）

（1）关元：在下腹部，脐中下 3 寸，前正中线上。

（2）神阙：在脐区，脐中央。

（3）膻中：在胸部，横平第 4 肋间隙，前正中线上。

（4）涌泉：在足底，屈足卷趾时足心最凹陷处。

3. 用法 将上述药物研成细末，生姜榨汁，二者调成糊状，取适量涂于穴位上，盖以纱布，胶布固定。每日 1 次。

4. 主治 心悸属心阳不振者。

处方二

1. 用药 龙骨 30 克，牡蛎 30 克，煅磁石 30 克，太子参 30 克，淮小麦 30 克，丹参 15 克，百合 15 克，麦冬 15 克，五味子 6 克。

2. 用穴 膻中、神阙、心俞、足三里。（图 34、图 36、图 51）

（1）膻中：在胸部，横平第 4 肋间隙，前正中线上。

（2）神阙：在脐区，脐中央。

（3）心俞：在脊柱区，第 5 胸椎棘突下，后正中线旁开 1.5 寸。

（4）足三里：在小腿前外侧，犊鼻下 3 寸，犊鼻与解溪连线上。

3. 用法 上述药物研成细末，用清水调成糊状，取适量涂于穴位上，胶布固定。每日 1 次。

4. 主治 心悸属阴血亏虚者。

处方三

1. 用药 天南星 15 克，川乌 15 克。

2. 用穴 劳宫、涌泉。（图 52）

（1）劳宫：在掌区，横平第 3 掌指关节近端，第 2、3 掌骨之间偏于第 3 掌骨。

（2）涌泉：在足底，屈足卷趾时足心最凹陷处。

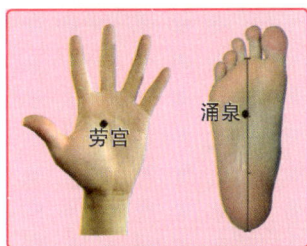
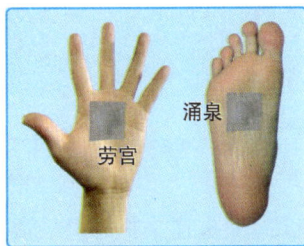

a. 取穴　　　　　　　　　　　　　　b. 穴位贴敷后

图 52 心悸处方三

3. 用法 将上述药物研成细末，生姜榨汁，二者调成糊状，取适量涂于穴位上，盖以纱布，胶布固定。夜晚睡前贴敷，次日清晨取下，10次为1疗程。

4. 主治　心悸属痰气郁结者。

处方四

1. 用药　丹参6克，三七6克，檀香6克，莪术5克，广郁金5克，桃仁3克，红花3克，乳香3克，没药3克，王不留行3克，血竭3克，冰片1克，食醋适量。

2. 用穴　膻中、心俞。（图49、图51）

（1）膻中：在胸部，横平第4肋间隙，前正中线上。

（2）心俞：在脊柱区，第5胸椎棘突下，后正中线旁开1.5寸。

3. 用法　上述药物研成细末，用食醋调成糊状，取适量涂于穴位上，盖以纱布，胶布固定。隔日换药1次。

4. 主治　心悸属瘀血阻络者。

处方五

1. 用药　党参15克，白术15克，茯苓15克，甘草15克，生地15克，白芍15克，当归15克，川芎15克，黄连15克，瓜蒌15克，半夏15克，沉香15克，栀子15克，朱砂5克，植物油适量，黄丹适量。

2. 用穴　膻中。（图49）

3. 用法　将上述药物研成细末，与植物油一同按膏药的制作方法熬至滴水成珠时用黄丹收膏，装瓶密封。用时取膏药适量，烘热，涂于牛皮纸或棉布上，分别贴于穴位处。注意热敷时不可过热，防止烫伤皮肤。每日或隔日换药1次。

4. 主治　心悸。

【附记】　心悸患者应注意调节情志，保持情绪稳定，防止七情过极，此外还应避免惊恐刺激。生活作息要有规律，减少房事，避免剧烈运动。症状轻者可适当进行体力活动，以不觉劳累、不加重症状为度，散步、太极拳、体操、气功等均为适当的锻炼活动；症状严重者应卧床休息。饮食上应低盐低脂，忌烟酒、辛辣刺激性食物。

第十六节　头　　痛

【概述】　头痛是临床上最常见的临床症状，通常指局限于眉弓以上、耳轮发际线以上和枕外隆突连线以上部位处发生的疼痛。头痛可概括分为原发性头痛和继发性头痛，两类又分成若干子类。头痛的中医分类方法可归纳为如下几种：①按疼痛部位分为正头痛、偏头痛、巅顶痛、眉骨痛、太阳穴痛等。②按经络理论和兼症分为太阳头痛、阳明头痛、少阳头痛、太阴头痛、少阴头痛、厥阴头痛。③按病因分为外感、内伤两大类，包括风寒头痛、湿热头痛、痰浊头痛、血瘀头痛、气虚头痛等。④按病情轻重、病程长短、发作规律分为真头痛、头风等。

【临床表现】　反复发作或持续性头痛；疼痛部位在额颞、前额、巅顶、后枕、或左或右辗转不定；疼痛的性质多为跳痛、刺痛、胀痛、昏痛、隐痛或头痛如裂；头痛发作和持续时间长短不一，可以数分钟到数日不等。

【穴位贴敷治疗】

处方一

1. 用药　当归 12 克，川芎 6 克，香附 6 克，食盐适量。

2. 用穴　阿是穴。

3. 用法　当归、川芎、香附研成细末，与食盐一同炒热后装入布袋内，热敷痛处。注意热敷时不可过热，防止烫伤皮肤。每日 1 次。

4. 主治　风寒头痛。

处方二

1. 用药　川芎 15 克，白芷 15 克，葱白适量。

2. 用穴　太阳。（图 53）

太阳：在头部，眉梢与目外眦之间，向后约一横指的凹陷中。

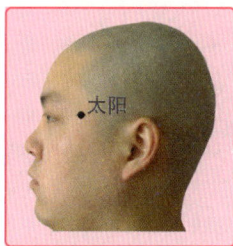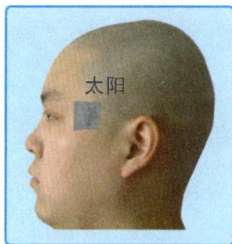

a. 取穴　　　　　　　　　　b. 穴位贴敷后

图 53　头痛处方二

3. 用法　上述药物研成细末，与葱白一同捣烂，取适量涂于穴位上，盖以纱布，胶布固定。每日 1 次。

4. 主治　风寒头痛。

处方三

1. 用药　蚕沙 15 克，生石膏 30 克，食醋适量。

2. 用穴　印堂、鱼腰。（图 54）

（1）印堂：在头部，两眉毛内侧端中间的凹陷中。

（2）鱼腰：额部，瞳孔直上，眉毛中。

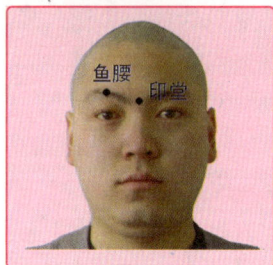

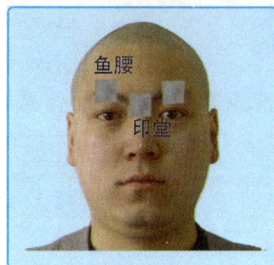

a. 取穴　　　　　　　　　　　　　　　　b. 穴位贴敷后

图 54　头痛处方三

3. 用法　上述药物研成细末，用食醋调成糊状，取适量涂于穴位上，尽量涂满前额处。4~6 小时取下。

4. 主治　风热头痛。

处方四

1. 用药　白芷 15 克，川芎 5 克，生石膏 15 克。

2. 用穴　神阙（图 3）。

3. 用法　上述药物研成细末，用清水调成糊状，取适量涂于穴位四周，盖以纱布，胶布固定。每日 1 次。

4. 主治　风热头痛。

处方五

1. 用药　生姜 30 克，生半夏 20 克，明矾 15 克，食盐适量。

2. 用穴　阿是穴。

3. 用法　上述药物研成细末，与食盐一同炒热后装入布袋内，热敷痛处。注意热敷时不可过热，防止烫伤皮肤。每日 1 次。

4. 主治　风湿头痛。

处方六

1. 用药　吴茱萸 10 克，川芎 10 克，白芷 10 克，食醋适量。

2. 用穴　神阙（图 3）、涌泉（图 23）。

（1）神阙：在脐区，脐中央。

（2）涌泉：在足底，屈足卷趾时足心最凹陷处。

3. 用法　上述药物研成细末，用食醋调成糊状，取适量涂于穴位上，盖以纱布，胶布固定。每日 1 次。

4. 主治　肝阳头痛。

处方七

1. 用药　苏子 15 克，草决明 15 克，草乌 5 克。

2. 用穴　太阳。(图 53)

太阳：在头部，眉梢与目外眦之间，向后约一横指的凹陷中。

3. 用法　上述药物研成细末，用清水调成糊状，取适量涂于穴位上，盖以纱布，胶布固定。每日 1 次。

4. 主治　肝阳头痛。

处方八

1. 用药　甜瓜蒂。

2. 用穴　内迎香。(图 55)

内迎香：在鼻孔内，当鼻翼软骨与鼻甲交界的黏膜处。

3. 用法　将甜瓜蒂研成细末，将细末吹入鼻内，每日 3 次。

4. 主治　痰浊头痛

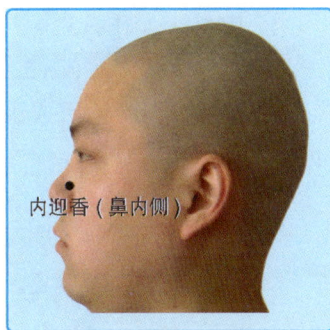

图 55　头痛处方八

处方九

1. 用药　川芎 30 克，白芷 30 克，细辛 15 克，红花 10 克，桃仁 10 克，冰片 3 克，食醋适量。

2. 用穴　太阳。(图 53)

太阳：在头部，眉梢与目外眦之间，向后约一横指的凹陷中。

3. 用法　上述药物研成细末，用食醋调成糊状，取适量涂于穴位上，盖以纱布，胶布固定。隔日 1 次，每次 12 小时。

4. 主治　瘀血头痛。

处方十

1. 用药　大黄 15 克，朴硝 15 克，冰片 3 克。

2. 用穴　太阳。(图 53)

3. 用法　上述药物研成细末，用清水调成糊状，取适量涂于穴位上，盖以纱布，胶布固定。每日 1 次。

4. 主治　火热头痛。

处方十一

1. 用药　羌活 45 克，独活 45 克，赤芍 30 克，白芷 20 克，石菖蒲 20 克，连须葱白 5 根。

2. 用穴　太阳、风池。(图 56)

(1) 太阳：在头部，眉梢与目外眦之间，向后约一横指的凹陷中。

(2) 风池：在颈后区，枕骨之下，胸锁乳

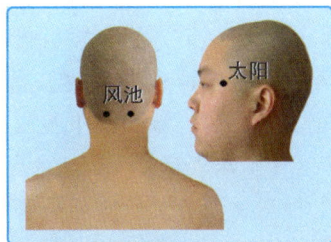

图 56　头痛处方十一

61

突肌上端与斜方肌上端之间的凹陷中。

3. 用法　将上述药物研成细末，葱白加水煎汁，二者调成糊状，制成药饼，置于穴位上，盖以纱布，胶布固定。每日 1 次。

4. 主治　头痛。

处方十二

1. 用药　白附子 3 克，葱白适量。

2. 用穴　太阳。（图 53）

3. 用法　白附子研成细末，与葱白一同捣烂，取适量涂于穴位上，盖以纱布，胶布固定。

4. 主治　偏头痛。

处方十三

1. 用药　吴茱萸 15 克，食醋适量。

2. 用穴　涌泉。（图 23）

3. 用法　吴茱萸研成细末，用食醋调成糊状，取适量涂于穴位上，盖以纱布，胶布固定。每日 1 次。

4. 主治　巅顶痛。

【附记】　头痛的患者应保持稳定的作息，尽量避免处于紧张的状态，注意避免头痛的诱发因素，如强光，噪音，情绪刺激等。饮食上根据疼痛的类型而有所偏重，如内伤头痛的患者适宜进补营养的食物如芝麻、莲子、桂圆、大枣等，外感头痛的患者则慎用补品，宜食用有助于疏风散邪的食物，如葱、姜、豆豉等。偏头痛的患者应少吃乳酪、巧克力、香蕉等高钾或具有刺激性的食物，宜忌烟酒。

第十七节　中　风

【概述】　中风是以突然昏厥，不省人事，伴有口眼㖞斜，言语不利，半身不遂为主要表现的疾病，亦有不经昏厥仅以半身不遂为临床表现者。本病发病急骤，变化多端，常留有后遗症。中医将中风分为中经络和中脏腑。中经络者仅见口眼歪斜，语言不利，可见半身不遂但无神志障碍，中脏腑者除有中经络的症状外还出现思睡或昏愦无知等神志症状。西医的急性脑血管病，如脑梗死、脑出血、脑栓塞、蛛网膜下腔出血等均属本病范畴。

【临床表现】　以突然意识障碍或无意识障碍、半身不遂为主要症状。临床上根据意识有无障碍而分为中经络、中脏腑两端。凡以半身不遂、舌强语謇、口角㖞斜而无意识障碍为主症者属中经络。凡以神志恍惚、迷蒙、嗜睡或昏睡，甚者昏迷、半身不遂为主症者属中脏腑。

【穴位贴敷治疗】

处方一

1. 用药 马钱子 30 克，蔓荆子 30 克，穿山甲 30 克，黄芪 45 克，红花 10 克，桃仁 10 克，冰片 3 克。

2. 用穴 涌泉（图 23）、委中（图 57）、环跳（图 58）、大杼（图 59）。

（1）涌泉：在足底，屈足卷趾时足心最凹陷处。

（2）委中：在膝后区，腘横纹中点。

（3）环跳：在臀区，股骨大转子最凸点与骶管裂孔连线上的外 1/3 与 2/3 交点处。

（4）大杼：在脊柱区，当第 1 胸椎棘突下，后正中线旁开 1.5 寸。3. 用法 上述药物研成细末，用清水调成糊状，取适量涂于穴位上，盖以纱布，胶布固定。每日 1 次。

4. 主治 中风半身不遂。

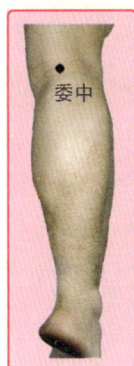

a. 取穴

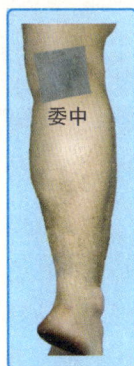

b. 穴位贴敷后

图 57 中风处方一（1）

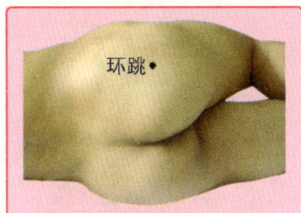

a. 取穴

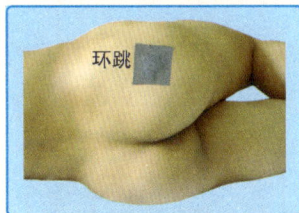

b. 穴位贴敷后

图 58 中风处方一（2）

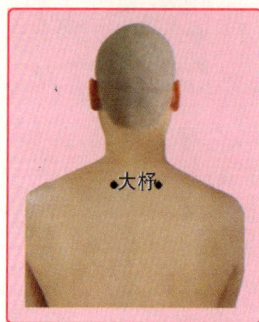

a. 取穴

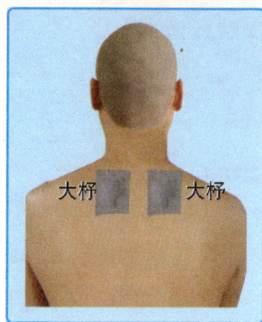

b. 穴位贴敷后

图 59　中风处方一（3）

处方二

1. 用药　黄芪 90 克，羌活 90 克，威灵仙 90 克，乳香 45 克，没药 45 克，肉桂 10 克，食醋适量。

2. 用穴　神阙。（图 3）

3. 用法　上述药物研成细末，用食醋调成糊状，取适量填于穴位中，盖以纱布，胶布固定。用热水袋或炒热的盐粒袋热敷，注意热敷时不可过热，防止烫伤皮肤。每日 1 次。

4. 主治　中风半身不遂。

处方三

1. 用药　樟脑 60 克，雄黄 45 克，生姜 30 克，桃仁 15 克，牛膝 15 克，红花 15 克，半夏 6 克，冰片 6 克，麝香 1 克，大活络丸适量。

2. 用穴　①肩髃（图 66）、环跳（图 58）；②尺泽、委中（图 61）。

（1）肩髃：在肩峰前下方，当肩峰与肱骨大结节之间凹陷处。

（2）环跳：在臀区，股骨大转子最凸点与骶管裂孔连线上的外 1/3 与 2/3 交点处。

（3）尺泽：在肘区，肘横纹上，肱二头肌腱桡侧缘凹陷中。

（4）委中：在膝后区，腘横纹中点。

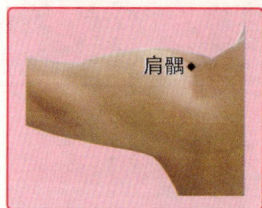

a. 取穴

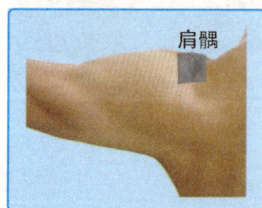

b. 穴位贴敷后

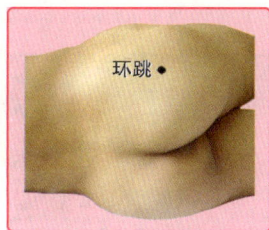

c. 取穴

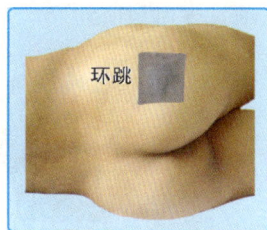

d. 穴位贴敷后

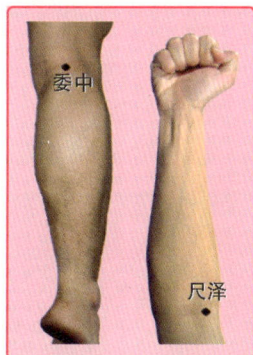

e. 取穴

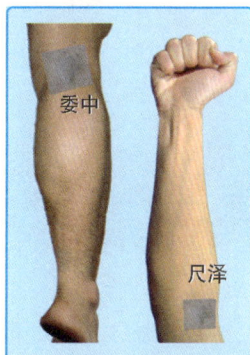

f. 穴位贴敷后

图60 中风处方三

3. 用法 将上述药物研成细末，搅拌均匀。用时取5克药末与1粒大活络丸及5克熟米饭一起捣烂，制成药饼，贴于穴位处，胶布固定。夜晚睡前贴敷，次日清晨取下，两组穴位交替使用，14次为1疗程。

4. 主治 中风半身不遂。

处方四

1. 用药 天牛虫30克，川芎150克，当归150克，黄连180克，黄丹120克，植物油750克。

2. 用穴 听会、颊车、太阳、大椎。（图62）

(1) 听会：在面部，当耳屏间切迹的前方，下颌骨髁突的后缘，张口有凹陷处。

(2) 颊车：在面部，下颌角前上方一横指（中指）。

(3) 太阳：在头部，眉梢与目外眦之间，向后约一横指的凹陷中。

(4) 大椎：在脊柱区，第7颈椎棘突下凹陷中，后正中线上。

3. 用法 除天牛虫外其余药物研成细末，与植物油一同按膏药的制作方法熬至滴水成珠时用黄丹收膏，装瓶密封。用时取膏药适量，烘热，涂于牛皮纸或棉布上，均匀撒入少量已粉碎的天牛虫粉，趁热分别贴于穴位处。注意不可过热，防止烫伤皮肤，隔日换药1次。

4. 主治　中风口眼歪斜。

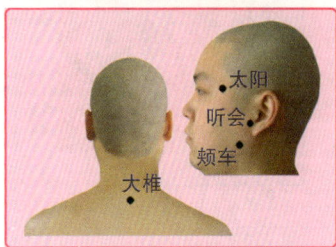
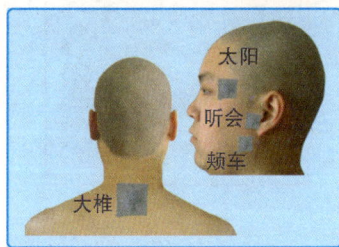

a. 取穴　　　　　　　　　　　　　　　b. 穴位贴敷后

图 61　中风处方四

处方五

1. 用药　半夏 15 克，全瓜蒌 15 克，川贝母 15 克，白蔹 15 克，白及 15 克，川乌 12 克，白附子 12 克，白芥子 20 克，食醋适量。

2. 用穴　阿是穴。

3. 用法　将上述药物研成细末，加食醋拌湿炒热，装入布袋内热敷于患侧。注意热敷时不可过热，防止烫伤皮肤。每日 1 次。

4. 主治　中风口眼歪斜。

处方六

1. 用药　麻黄 60 克，杏仁 30 克，甘草 15 克，肉桂 15 克，白酒适量。

2. 用穴　神阙、心俞、膻中。（图 49、图 50）

（1）神阙：在脐区，脐中央。

（2）心俞：在脊柱区，第 5 胸椎棘突下，后正中线旁开 1.5 寸。

（3）膻中：在胸部，横平第 4 肋间隙，前正中线上。

3. 用法　上述药物研成细末，用白酒调成糊状，取适量涂于穴位上，盖以纱布，胶布固定。每日 1~2 次。

4. 主治　中脏腑之阴闭。

处方七

1. 用药　鲜石菖蒲 15 克，鲜艾叶 15 克，生姜 30 克，葱白 30 克，食醋适量。

2. 用穴　百会（图 62）、大椎、膻中、涌泉（图 23）、背腧穴（图 63）。

（1）百会：在头部，前发际正中直上 5 寸。

（2）大椎：在脊柱区，第 7 颈椎棘突下凹陷中，后正中线上。

（3）膻中：在胸部，横平第 4 肋间隙，前正中线上。

（4）涌泉：在足底，屈足卷趾时足心最凹陷处。

3. 用法　上述药物捣烂如泥，加入食醋炒热，装入布袋内，热敷穴位处。注意热敷时不可过热，防止烫伤皮肤。每日 1 次。

4. 主治　中脏腑之阳闭。

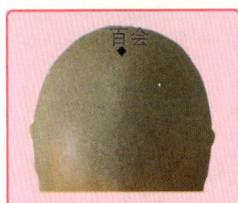

a. 取穴

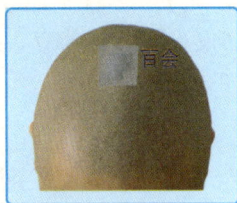

b. 穴位贴敷后

图 62　中风处方七（1）

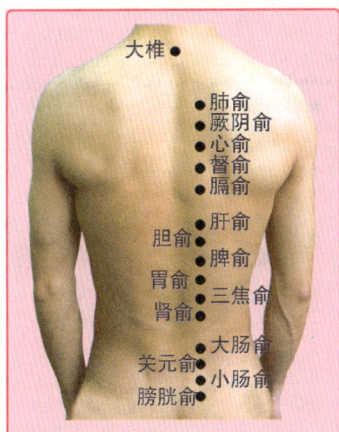

a. 取穴

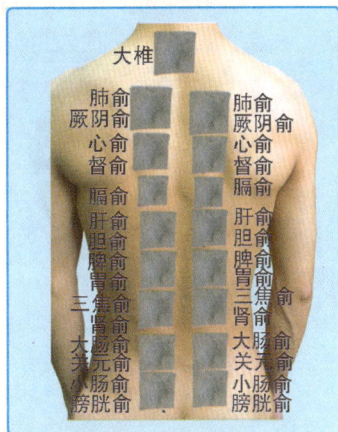

b. 穴位贴敷后

图 63　中风处方七（2）

【附记】　患者应树立信心，调整好精神状态，积极进行四肢的功能锻炼，避免发生肌肉和神经的废用性萎缩。卧床的患者应注意经常变更姿势，防止褥疮的产生。房间内适当通风，注意保暖，防止感冒的发生。对于有语言障碍的患者，要鼓励其多与他人交流，以重建语言功能。在饮食上应使用一些易消化且富有营养的食物，吞食时不可过急，以免发生吸入性肺炎。

第十八节　失　眠

【概述】　西医将失眠又称为入睡和维持睡眠障碍，是以睡眠时间不足或质量不高为临床表现且对日常生活造成影响的一种病症。失眠可细分为：①入睡困难，入睡时间常超过 30 分钟；②不能熟睡或夜间觉醒次数超过 2 次；③睡眠时间总少，早醒且醒后无法再入睡；④睡眠质量差，多噩梦或浅睡眠；⑤有日间残留效应，睡后精力得不到恢复。失眠的发病时间可长可短，轻者偶发或病程小于一个月，严重者可彻夜难眠且病程大于 6 个月。长时间的失眠不仅会导致日间精神不振，反应迟钝，记忆力下降还会导致神经衰弱、抑郁症、自主神经功能紊乱等疾病。中医认为失眠有虚实之分，临床应辨证治疗。

【临床表现】 患者不能获得正常睡眠，轻者入寐困难或寐而易醒，醒后不寐；重者彻夜难眠。常伴有头痛、头昏、心悸、健忘、多梦等症。

【穴位贴敷治疗】

处方一

1. 用药　菊花100克，荆芥100克，绿豆150克，磁石30克。

2. 用穴　风池、太阳、百会。（图64）

（1）风池：在颈后区，枕骨之下，胸锁乳突肌上端与斜方肌上端之间的凹陷中。

（2）太阳：在头部，眉梢与目外眦之间，向后约一横指的凹陷中。

（3）百会：在头部，前发际正中直上5寸。

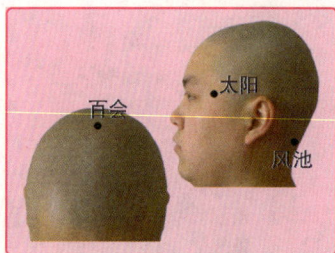
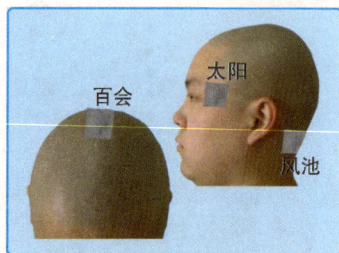

a. 取穴　　　　　　　　　　　　　　　　b. 穴位贴敷后

图64　失眠处方一

3. 用法　上述药物研成细末，用清水调成糊状，取适量涂于穴位上，盖以纱布，胶布固定。每日1次。

4. 主治　失眠属肝郁化火者。

处方二

1. 用药　丹参30克，白芍30克，夜交藤30克，朱砂15克，酸枣仁15克，远志10克，蜂蜜适量。

2. 用穴　神阙。（图3）

3. 用法　上述药物研成细末，用蜂蜜调成糊状，取适量填涂于穴位上，盖以纱布，胶布固定。每日1次。

4. 主治　失眠属心脾两虚者。

处方三

1. 用药　酸枣仁30克，丹参30克，夜交藤30克，蜂蜜适量。

2. 用穴　神阙（图3）、神门（图65）。

（1）神阙：在脐区，脐中央。

（2）神门：在腕前区，腕掌侧远端横纹尺侧端，尺侧腕屈肌腱的桡侧缘。

3. 用法　上述药物研成细末，用蜂蜜调成糊状，取适量填涂于穴位上，盖以纱布，胶布固定。每日 1 次。

4. 主治　失眠属心脾两虚者。

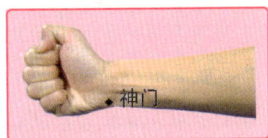

a. 取穴

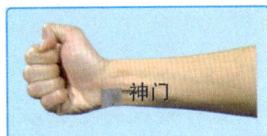

b. 穴位贴敷后

图 65　失眠处方三

处方四

1. 用药　黄连 15 克，白芍 15 克，黄芩 10 克，阿胶 5 克。

2. 用穴　膻中。（图 49）

膻中：在胸部，横平第 4 肋间隙，前正中线上。

3. 用法　除阿胶外其余药物放入砂锅内加水浸泡，按中药煎制方法煎煮，去渣取液。阿胶烊化与药液及面粉调和成糊状，制成药饼，趁热敷于穴位处，胶布固定。每日 1 次。注意热敷时不可过热，防止烫伤皮肤。

4. 主治　失眠属心脾两虚者。

处方五

1. 用药　珍珠粉 10 克，丹参 15 克，硫黄 5 克。

2. 用穴　膻中（图 49）、气海（图 21）、内关（图 32）。

（1）膻中：在胸部，横平第 4 肋间隙，前正中线上。

（2）气海：在下腹部，脐中下 1.5 寸，前正中线上。

（3）内关：在前臂前区，腕掌侧远端横纹上 2 寸，掌长肌腱与桡侧腕屈肌腱之间。3. 用法　上述药物研成细末，用清水调成糊状，取适量涂于穴位上，盖以纱布，胶布固定。每日 1 次。

4. 主治　失眠属心胆气虚者。

处方六

1. 用药　磁石 30 克，茯神 30 克，五味子 15 克，刺五加 15 克，丹参 10 克。

2. 用穴　太阳、膻中、涌泉。

（1）太阳：在头部，眉梢与目外眦之间，向后约一横指的凹陷中。

（2）膻中：在胸部，横平第 4 肋间隙，前正中线上。

（3）涌泉：在足底，屈足卷趾时足心最凹陷处。

3. 用法　将上述药物放入砂锅内加水浸泡，按中药煎制方法煎煮，去渣取液。将药液与面粉调和成糊状，趁热制成直径 2 厘米的药饼，分别贴于穴位上。

每日 1 次。

4. 主治　失眠属心肾不交者。

处方七

1. 用药　黄连 30 克，肉桂 10 克，米醋适量。

2. 用穴　内关（图 51）、神门（图 65）、涌泉（图 23）、太溪（图 66）。

（1）内关：在前臂前区，腕掌侧远端横纹上 2 寸，掌长肌腱与桡侧腕屈肌腱之间。

（2）神门：在腕前区，腕掌侧远端横纹尺侧端，尺侧腕屈肌腱的桡侧缘。

（3）涌泉：在足底，屈足卷趾时足心最凹陷处。

（4）太溪：在踝区，内踝尖与跟腱之间的凹陷中。

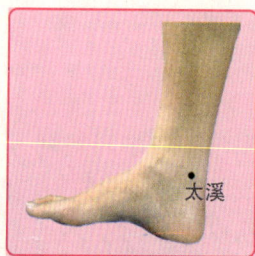
a. 取穴

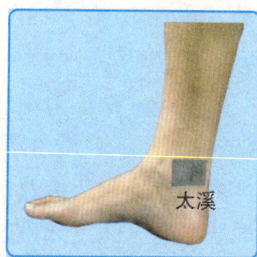
b. 穴位贴敷后

图 66　失眠处方七

3. 用法　上述药物研成细末，用米醋调成糊状，取适量涂于穴位上，盖以纱布，胶布固定。每日 1 次，半月为 1 疗程。

4. 主治　失眠属心肾不交者。

处方八

1. 用药　吴茱萸 15 克，食醋适量。

2. 用穴　涌泉。（图 23）

3. 用法　吴茱萸研成细末，用食醋调成糊状，取适量涂于穴位上，盖以纱布，胶布固定。每日睡前贴敷 4~6 小时。

4. 主治　失眠属心肾不交者。

【附记】　对于一两次偶发的失眠，不必感到忧虑，应相信身体的自身调节能力。平日养成良好的生活规律并保持适度的运动。睡前不要做激烈的运动或看悬疑片、恐怖片等节目，尽量做到让心情放松，不要过于兴奋。过饱对睡眠不利，因此睡前尽量避免进食；饮食上还应注意避免浓茶、咖啡、可乐等含咖啡因的食物。空气流通、隔音效果良好、光线和温度适宜的环境有助于睡眠。

第十九节 血 证

【概述】 血证具有明显的证候特征，由多种原因引起的血液不在血管内流动，渗出皮肤或从口鼻等诸窍中流出均属于本证。这种非生理性的出血因部位的不同而分为鼻衄、齿衄、咳血、吐血、便血、尿血、紫斑等。西医凡以出血为主要临床表现的内科病症，均属于本证的范围，可参考本节辨证论治。

【临床表现】

（1）鼻衄：血从鼻腔流出，且排除外伤、鼻腔局部病变和女性倒经者。

（2）齿衄：血从牙龈或牙缝中溢出，且排除外伤者。

（3）咳血：血从肺及气管外溢，经口咳嗽而出，可见痰中带血、痰血相兼、纯血夹泡沫等情况。

（4）吐血：血从消化道外溢，经口呕吐而出，可见血色鲜红或紫黯呈咖啡色，常夹带有食物残渣。

（5）便血：血从消化道外溢，随大便而出，可见大便夹带血块或血丝，颜色鲜红或暗红，亦可见大便色黑如柏油样。因痔疮出血者不包括在内。

（6）尿血：血从泌尿系统外溢，小便中混有血液、血块或夹有血丝，亦可见小便呈淡红色或茶褐色。

（7）紫斑：血从皮肤血管中溢出至皮下，肌肤出现青紫斑点，或小如针尖，或融合成片，按之不退色。

【穴位贴敷治疗】

处方一

1. 用药 青黛15克。

2. 用穴 内迎香。（图55）

内迎香：在鼻孔内，当鼻翼软骨与鼻甲交界的黏膜处。

3. 用法 青黛研成细末，用棉球蘸取青黛粉塞入鼻腔内。

4. 主治 鼻衄。

处方二

1. 用药 百草霜15g，龙骨15g，枯矾60g。

2. 用穴 内迎香。（图55）

3. 用法 上述药物研成细末，棉球用清水浸湿，蘸取药末后塞入鼻腔内。

4. 主治 鼻衄。

处方三

1. 用药 薄荷15克，丹皮15克，栀子15克，冰片3克，小蓟9克，葱白适量。

2. 用穴　印堂。（图 54）

3. 用法　上述药物研成细末，与葱白一同捣烂成糊状，敷于前额。每日 1 次。

4. 主治　鼻衄属热邪犯肺者。

处方四

1. 用药　大蓟 15 克，小蓟 15 克，荷叶 15 克，大黄 15 克，白茅根 30 克，侧柏叶 9 克，茜草根 9 克，丹皮 9 克，棕榈皮 9 克，栀子 9 克，藕节 150 克，白萝卜 150 克。

2. 用穴　膻中。（图 48）

3. 用法　藕节及白萝卜榨汁，其余药物煅烧取灰，将二者混合呈糊状，取适量涂于穴位上，盖以纱布，胶布固定。每日 1 次。

4. 主治　吐血属胃热壅盛者及咳血属燥热伤肺者。

处方五

1. 用药　生栀子 15 克，生大黄 15 克，食醋适量。

2. 用穴　神阙。（图 3）

3. 用法　上述药物研成细末，用食醋调成糊状，取适量填涂于穴位中，盖以纱布，胶布固定。每日 1 次。

4. 主治　吐血属肝火犯胃者。

处方六

1. 用药　生地 60 克，白芍 30 克，黄芩 30 克，黄柏 30 克，山栀 30 克，生甘草 30 克，丹皮 15 克，犀角 15 克，石膏 120 克，麻油 500 克，黄丹 250 克。

2. 用穴　膻中。（图 48）

3. 用法　将上述药物研成细末，与麻油一同按膏药的制作方法熬至滴水成珠时用黄丹收膏，装瓶密封。用时取膏药适量，烘热，涂于牛皮纸或棉布上，分别贴于穴位处。注意热敷时不可过热，防止烫伤皮肤，每日或隔日换药 1 次。

4. 主治　吐血。

处方七

1. 用药　生大黄 30 克，食醋适量。

2. 用穴　神阙。（图 3）

3. 用法　生大黄研成细末，用食醋调成糊状，取适量填涂于穴位中，盖以纱布，胶布固定。每日 1 次。

4. 主治　便血。

处方八

1. 用药　大蒜 30 克。

2. 用穴　涌泉。（图 23）

3. 用法 将大蒜捣烂成糊状，取适量涂于穴位处，盖以纱布，胶布固定。每日 1 次。

4. 主治 吐血，尿血。

【附记】 血证患者应注意劳逸结合，饮食上宜进食清淡之品，忌食辛辣香燥、油腻之物，胃肠道出血严重者避免食用芹菜等粗纤维食品或暂予禁食。应密切关注病情的发展情况，若出现头晕，心慌，无力等症状应及时就医。

第二十节 虚 劳

【概述】 虚劳指长期劳心或劳力过度所导致的虚弱性疾病，又称为虚损，是中医内科中范围最广的一个病证。各种慢性疾病迁延反复，到了最后阶段以脏腑阴阳气血亏虚为表现的病证均属于虚劳。西医学中慢性消耗性和功能衰退性疾病，出现类似虚劳的临床表现时，亦可以按照本章节介绍的方法辨证论治。

【临床表现】 以慢性功能减退或虚性亢奋为主症。包括自身免疫功能低下或免疫功能稳定失调、内分泌腺体功能紊乱、造血功能障碍、代谢紊乱、营养缺乏、神经功能低下或过分抑制（非保护性）引起的疾病，以及其他器官系统功能衰退等。

【穴位贴敷治疗】

处方一

1. 用药 黄芪 60 克，熟地 60 克，沙参 60 克，当归 15 克，陈皮 15 克，炙甘草 10 克，五味子 10 克，绿豆 150 克。

2. 用穴 膻中（图 48）、气海（图 44）。

3. 用法 将上述药物放入砂锅内加水浸泡，按中药煎制方法煎煮，去渣取液。将绿豆磨粉，二者调和成糊状，趁热制成直径 3 厘米的药饼，分别贴于穴位上。注意热敷时不可过热，防止烫伤皮肤，每日 1 次。

4. 主治 虚劳属肺气不足者。

处方二

1. 用药 黄芪 30 克，党参 30 克，茯神 15 克，麦冬 15 克，黄精 15 克，白术 15 克，当归 15 克，柴胡 9 克，炙甘草 9 克，五味子 9 克。

2. 用穴 膻中（图 48）、神阙（图 3）。

3. 用法 将上述药物放入砂锅内加水浸泡，按中药煎制方法煎煮，去渣取液。将药液与面粉调和成糊状，制成药饼，分别贴于穴位上，胶布固定。每日 1 次。

4. 主治 虚劳属心气不足者。

处方三

1. 用药　黄芪 60 克，白术 60 克，茯苓 60 克，山楂 30 克，党参 30 克，陈皮 30 克，半夏 15 克，神曲 15 克，炙甘草 15 克。

2. 用穴　神阙（图 3）、足三里（图 36）。

3. 用法　将上述药物放入砂锅内加水浸泡，按中药煎制方法煎煮，去渣取液。将药液与面粉调和成糊状，制成直径 3 厘米的药饼，分别贴于穴位上，胶布固定。每日 1 次。

4. 主治　虚劳属脾气不足者。

处方四

1. 用药　黄芪 60 克，山药 60 克，党参 60 克，当归 30 克，白术 30 克，山茱萸 30 克，熟地 30 克，枸杞 15 克，五味子 15 克，益智仁 15 克，陈皮 15 克，杜仲 15 克，炙甘草 15 克，植物油 500 克，黄丹 250 克。

2. 用穴　关元（图 37）、肾俞（图 46）、涌泉（图 23）。

3. 用法　将上述药物研成细末，与植物油一同按膏药的制作方法熬至滴水成珠时用黄丹收膏，装瓶密封。用时取膏药适量，烘热，涂于牛皮纸或棉布上，分别贴于穴位处。每日或隔日换药 1 次，注意热敷时不可过热，防止烫伤皮肤。

4. 主治　虚劳属肾气不足者。

处方五

1. 用药　生地 60 克，黄连 30 克，党参 15 克，玄参 15 克，丹参 15 克，当归 15 克，天冬 15 克，麦冬 15 克，远志 15 克，酸枣仁 15 克，柏子仁 15 克，茯神 15 克，桔梗 15 克，五味子 15 克，龙眼肉 15 克，夜交藤 15 克，植物油 500 克，黄丹 250 克。

2. 用穴　神阙。（图 3）

3. 用法　将上述药物研成细末，与植物油一同按膏药的制作方法熬至滴水成珠时用黄丹收膏，装瓶密封。用时取膏药适量，烘热，涂于牛皮纸或棉布上，分别贴于穴位处。每日或隔日换药 1 次，注意热敷时不可过热，防止烫伤皮肤。

4. 主治　虚劳属心血不足者。

处方六

1. 用药　熟地 30 克，当归 30 克，白芍 30 克，白术 30 克，黄芪 30 克，制首乌 30 克，鸡血藤 30 克，郁金 30 克，佛手 30 克，大枣 30 克，植物油 500 克，黄丹 250 克。

2. 用穴　神阙。（图 3）

3. 用法　将上述药物研成细末，与植物油一同按膏药的制作方法熬至滴水成珠时用黄丹收膏，装瓶密封。用时取膏药适量，烘热，涂于牛皮纸或棉布上，分别贴于穴位处。每日或隔日换药 1 次，注意热敷时不可过热，防止烫伤皮肤。

4. 主治　虚劳属肝血不足者。

处方七

1. 用药　沙参 60 克，麦冬 60 克，熟地 30 克，天花粉 30 克，乌梅 15 克，五味子 15 克，甘草 15 克，面粉适量。

2. 用穴　肺俞。（图 15）

3. 用法　将上述药物放入砂锅内加水浸泡，按中药煎制方法煎煮，去渣取液。将药液与面粉调和成糊状，制成药饼敷于穴位处，胶布固定。每日 1 次。

4. 主治　虚劳属肺阴不足者。

处方八

1. 用药　生地 30 克，麦冬 30 克，玄参 30 克，黄精 30 克，淡竹叶 60 克，地骨皮 15 克，牡蛎 15 克，龟板 15 克。

2. 用穴　膻中。（图 48）

3. 用法　将上述药物放入砂锅内加水浸泡，按中药煎制方法煎煮，去渣取液。将药液与面粉调和成糊状，制成药饼敷于穴位处，胶布固定。每日 1 次。

4. 主治　虚劳属心阴不足者。

处方九

1. 用药　生地 120 克，茯苓 90 克，龟甲 90 克，锁阳 90 克，牛膝 60 克，枸杞 60 克，党参 60 克，麦冬 60 克，知母 30 克，五味子 30 克，肉桂 30 克，六味地黄丸 6 枚，植物油 500 克，黄丹 250 克。

2. 用穴　膻中（图 48）、关元（图 37）、肾俞（图 46）。

3. 用法　将上述药物研成细末，与植物油一同按膏药的制作方法熬至滴水成珠时用黄丹收膏，收膏时加入六味地黄丸拌匀，装瓶密封。用时取膏药适量，烘热，涂于牛皮纸或棉布上，分别贴于穴位处。每日或隔日换药 1 次。

4. 主治　虚劳属肾阴不足者。

处方十

1. 用药　熟附子 15 克，杜仲 15 克，山茱萸 15 克，熟地黄 15 克，山药 15 克，当归 15 克，党参 15 克，丹参 15 克，黄芪 15 克，肉桂 9 克，郁金 9 克，鹿角胶 9 克，面粉适量。

2. 用穴　膻中（图 48）、神阙（图 3）。

3. 用法　将上述药物放入砂锅内加水浸泡，按中药煎制方法煎煮，去渣取液。将药液与面粉调和成糊状，制成药饼敷于穴位处，胶布固定。每日 1 次。

4. 主治　虚劳属心阳不足者。

处方十一

1. 用药　熟附子15克，高良姜15克，山茱萸15克，熟地黄15克，山药15克，当归15克，党参15克，陈皮15克，炙甘草15克，肉桂9克，郁金9克，香附9克，面粉适量。

2. 用穴　中脘（图19）。

3. 用法　将上述药物放入砂锅内加水浸泡，按中药煎制方法煎煮，去渣取液。将药液与面粉调和成糊状，制成药饼敷于穴位处，胶布固定。每日1次。

4. 主治　虚劳属脾阳不足者。

处方十二

1. 用药　白术90克，炙甘草90克，党参60克，当归60克，大枣60克，炮姜30克，白芍30克，赤芍30克，黄芪30克，熟地30克，茯苓30克，肉桂30克，附子30克，蛤蚧30克，陈皮30克。

2. 用穴　关元。（图37）

3. 用法　将上述药物研成细末，与植物油一同按膏药的制作方法熬至滴水成珠时用黄丹收膏，装瓶密封。用时取膏药适量，烘热，涂于牛皮纸或棉布上，分别贴于穴位处。每日或隔日换药1次。

4. 主治　虚劳属肾阳虚者。

【附记】　虚劳患者应注意休息，积极消除引起虚劳的原因，同时应保持心情舒畅，避免思虑伤神，劳心过度。生活中做到动静结合，适当参加体育锻炼并节制房事。饮食上不应食用辛辣刺激食品，也不宜过多食用肥甘厚味。此外还应避风寒，尽量减少伤风感冒对病情的影响。

第二十一节　汗　　证

【概述】　汗证是指由于人体阴阳偏盛偏衰，营卫不和，湿热熏蒸，痰瘀内蓄，以及情志过极，饮食劳伤，房事不节等原因引起腠理开阖失调，以出汗异常为主要表现的一种常见病症。它既可以单独出现也可以见于其他疾病的过程中，如甲状腺功能亢进、自主神经功能紊乱等。自汗和盗汗为常见的汗证，白天不因气温或劳动，也无明显诱因而时时汗出，动辄益甚的症状称为自汗；而在睡眠状态下出汗，醒后汗止的症状称为盗汗。除自汗和盗汗外，异常汗出还包括战汗、黄汗和脱汗等。

【临床表现】　以不受外界天气或运动、精神等因素影响而汗液外溢为主症。

【穴位贴敷治疗】

处方一

1. 用药　黄芪20克，麻黄根20克，白术10克，防风10克，白芷10克，干姜 10 克。

2. 用穴　神阙（图 3）、关元（图 37）、肺俞、大椎（图 17）。

3. 用法　将上述药物放入砂锅内加水浸泡，按中药煎制方法煎煮，去渣取液。将药液与面粉调和成糊状，趁热制成药饼，分别贴于穴位上。注意热敷时不可过热，防止烫伤皮肤，每日 1 次。

4. 主治　自汗属肺气不足者。

处方二

1. 用药　五倍子 15 克，黄芪 15 克。

2. 用穴　神阙。（图 3）

3. 用法　上述药物研成细末，用清水调成糊状，取适量填于穴位中，盖以纱布，胶布固定，每日 1 次。

4. 主治　自汗属肺气不足者。

处方三

1. 用药　煅龙骨 30 克，浮小麦 30 克，桂枝 15 克，白芍 10 克，甘草 6 克，大枣 5 枚，生姜适量。

2. 用穴　大椎（图 67）、关元（图 37）。

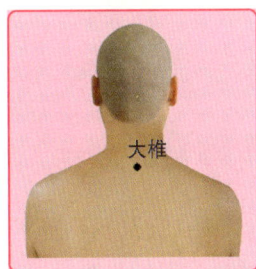
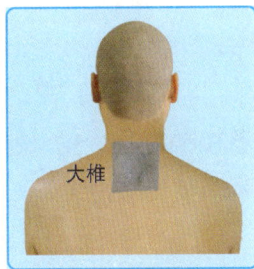

a. 取穴　　　　　　　　　　　　　　　b. 穴位贴敷后

图 67　汗证处方三

3. 用法　除生姜外将上述药物放入砂锅内加水浸泡，按中药煎制方法煎煮，去渣取液。生姜捣烂，与药液、面粉一起调和成糊状，趁热制成药饼，分别贴于穴位上。注意热敷时不可过热，防止烫伤皮肤，每日 1 次。

4. 主治　自汗属营卫不和者。

处方四

1. 用药　龙胆草 15 克，黄芩 15 克，栀子 15 克，黄柏 10 克，柴胡 6 克，茵陈 6 克，当归 6 克，生地 6 克，葱白适量。

2. 用穴　膻中（图 48）、大椎、肝俞、肺俞（图 68）。

3. 用法　将上述药物研成细末，葱白捣烂，二者调成糊状，取适量涂于穴位上，盖以纱布，胶布固定。每日 1 次。

4. 主治 自汗属肝胆湿热者。

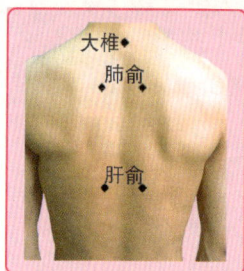

a. 取穴

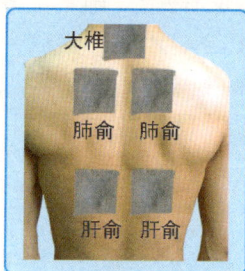

b. 穴位贴敷后

图 68 汗证处方四

处方五

1. 用药 滑石适量。

2. 用穴 阿是穴。

3. 用法 滑石研成细末，用清水调成糊状，取适量涂于汗出最多之处，每日 1 次，连续一周。

4. 主治 自汗。

处方六

1. 用药 黄芪 30 克，牡蛎 30 克，浮小麦 30 克，生地黄 15 克，熟地黄 15 克，五味子 10 克，地骨皮 10 克，秦艽 9 克，黄连 9 克，黄芩 9 克。

2. 用穴 膻中（图 48）、神阙（图 3）、涌泉（图 23）。

3. 用法 将上述药物放入砂锅内加水浸泡，按中药煎制方法煎煮，去渣取液。将药液与面粉调和成糊状，制成药饼，分别贴于穴位上，胶布固定。每日 1 次。

4. 主治 盗汗属阴虚火旺者。

处方七

1. 用药 浮小麦 15 克，黄芪 15 克，生地 10 克，白芷 9 克，乌梅 9 克，大枣 5 枚。

2. 用穴 气海（图 44）、心俞、肺俞（图 69）。

（1）气海：在下腹部，脐中下 1.5 寸，前正中线上。

（2）心俞：在脊柱区，第 5 胸椎棘突下，后正中线旁开 1.5 寸。

（3）肺俞：在脊柱区，第 3 胸椎棘突下，后正中线旁开 1.5 寸。

3. 用法 将上述药物放入砂锅内加水浸泡，按中药煎制方法煎煮，去渣取液。将药液与面粉调和成糊状，制成药饼，分别贴于穴位上，胶布固定。每日 1 次。

4. 主治　盗汗属阴虚火旺者。

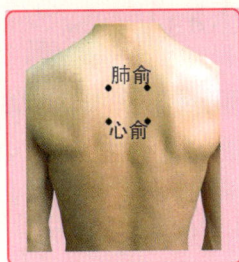

a. 取穴

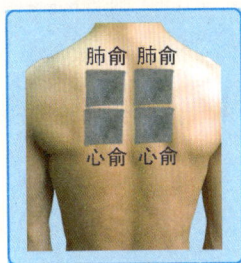

b. 穴位贴敷后

图 69　汗证处方七

处方八

1. 用药　五倍子 10 克，黄柏 10 克，枯矾 10 克。

2. 用穴　神阙。（图 3）

3. 用法　上述药物研成细末，用清水调成糊状，取适量填于穴位中，盖以纱布，胶布固定。夜晚睡前贴敷，次日清晨取下，每日 1 次。

4. 主治　盗汗。

处方九

1. 用药　煅龙骨 15 克，五倍子 15 克，食醋适量。

2. 用穴　神阙。（图 3）

3. 用法　上述药物研成细末，用食醋调成糊状，取适量填于穴位中，盖以纱布，胶布固定。夜晚睡前贴敷，次日清晨取下，每日 1 次，3 次为 1 疗程。

4. 主治　盗汗。

处方十

1. 用药　浮小麦 30 克，龙骨 20 克，牡蛎 20 克，党参 20 克，黄芪 15 克，当归 15 克，茯苓 15 克，远志 9 克，酸枣仁 9 克，龙眼肉 9 克，白术 9 克，五味子 6 克，大枣 5 枚，麻油 500 克，黄丹 250 克。

2. 用穴　神阙。（图 3）

3. 用法　将上述药物研成细末，与麻油一同按膏药的制作方法熬至滴水成珠时用黄丹收膏，装瓶密封。用时取膏药适量，烘热，涂于牛皮纸或棉布上，分别贴于穴位处。注意热敷时不可过热，防止烫伤皮肤，每日或隔日换药 1 次。

4. 主治　汗证属心血不足者。

【附记】　汗证患者应劳逸结合，适当的进行体育锻炼，增强体质。养成良好的饮食习惯，如少食辛辣、多饮水等。生活上注意调节居住和工作环境的温度与湿度，使汗腺的分泌功能逐步恢复正常。

第二十二节 高血压病

【概述】 高血压病是临床常见病，一般两日测得的血压大于 140/90mmHg 就可以确诊。高血压病常伴有脂肪和糖代谢紊乱以及心、脑、肾等器官功能性或器质性改变，是以器官重塑为特征的全身性疾病，常见的临床伴随症状包括眩晕、头痛、呕吐等。中医无高血压病之病名，根据高血压病的主要症状可归之于中医的"眩晕"、"头痛"、"中风"等病证的范围。

【临床表现】 高血压病早期约半数患者无明显症状，常在体检时偶然发现。如血压波动幅度大可有较多症状，常见头痛，头晕，头胀，眼花，耳鸣，心悸，失眠，健忘等。随着病情的发展，血压明显而持续性地升高，则可出现脑、心、肾、眼底等器质性损害和功能障碍。

【穴位贴敷治疗】

处方一

1. 用药 黄芩 30 克，天麻 30 克，夜交藤 15 克，杭白菊 15 克，生地 15 克，牡丹皮 10 克，莲子心 6 克，薄荷 10 克。

2. 用穴 肝俞、肾俞。（图 70）

（1）肝俞：在脊柱区，第 9 胸椎棘突下，后正中线旁开 1.5 寸。

（2）肾俞：在脊柱区，第 2 腰椎棘突下，后正中线旁开 1.5 寸。

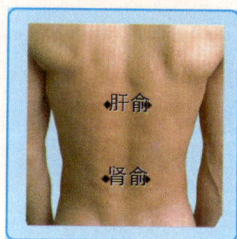
a. 取穴

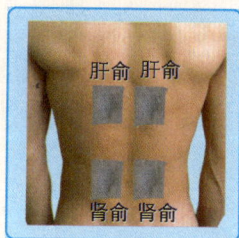
b. 穴位贴敷后

图 70 高血压处方一

3. 用法 将上述药物放入砂锅内加水浸泡，按中药煎制方法煎煮，去渣取液。将药液与面粉调和成糊状，制成药饼分别贴于穴位上，胶布固定。每日 1 次。

4. 主治 高血压证见肝阳上亢者。

处方二

1. 用药 吴茱萸 30 克，食醋适量。

2. 用穴 涌泉。（图 23）

3. 用法　吴茱萸研成细末，用食醋调成糊状，取适量涂于穴位上，盖以纱布，胶布固定。每日 1 次。

4. 主治　高血压证见肝阳上亢者。

处方三

1. 用药　黄芪 30 克，陈皮 15 克，茯苓 15 克，香附 12 克，木香 12 克，白术 9 克，食醋适量。

2. 用穴　中脘（图 71）、脾俞（图 22）。

（1）中脘：在上腹部，脐中上 4 寸，前正中线上。

（2）脾俞：在脊柱区，第 11 胸椎棘突下，后正中线旁开 1.5 寸。

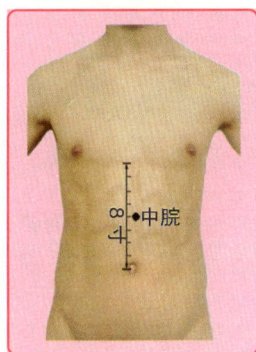

a. 取穴

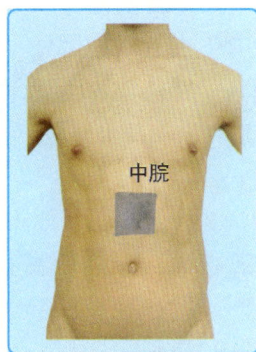

b. 穴位贴敷后

图 71　高血压处方三（1）

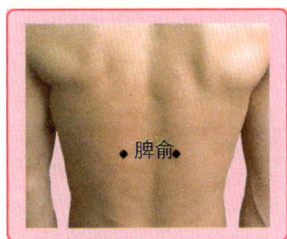

a. 取穴

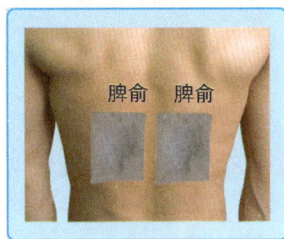

b. 穴位贴敷后

图 71　高血压处方三（2）

3. 用法　上述药物研成细末，用食醋调成糊状，取适量涂于穴位上，盖以纱布，胶布固定，每日 1 次。

4. 主治　高血压证见痰浊中阻者。

处方四

1. 用药　蓖麻仁 50 克，吴茱萸 20 克，附子 20 克，冰片 10 克，生姜 150 克。

2. 用穴　涌泉。（图 23）

3. 用法　上述药物研成细末，生姜捣烂，二者调成糊状，取适量涂于穴位上，盖以纱布，胶布固定。每日1次。

4. 主治　高血压。

处方五

1. 用药　肉桂30克，吴茱萸30克，珍珠粉15克，食醋适量。

2. 用穴　神阙（图3）、涌泉（图23）。

3. 用法　肉桂、吴茱萸研成细末，二者与珍珠粉一同混匀，加入食醋搅拌成糊状，取适量涂于穴位上，盖以纱布，胶布固定。每日1次。

4. 主治　高血压。

处方六

1. 用药　夏枯草30克，龙胆草30克，益母草30克，石斛15克，芍药15克，甘草9克，珍珠母9克，栀子9克。

2. 用穴　膻中（图48）。

3. 用法　将上述药物放入砂锅内加水浸泡，按中药煎制方法煎煮，去渣取液。将药液与面粉调和成糊状，制成药饼分别贴于穴位上，胶布固定。每日1次。

4. 主治　高血压。

处方七

1. 用药　杏仁10克，桃仁10克，红花10克，胡椒3克，栀子3克，鸡蛋一枚。

2. 用穴　涌泉。（图23）

3. 用法　上述药物研成细末，用鸡蛋清调成糊状，取适量涂于穴位上，盖以纱布，胶布固定。每日夜晚睡前贴敷，次日清晨取下，10次为1疗程。

4. 主治　高血压。

处方八

1. 用药　野菊花50克，淡竹叶50克，生石膏50克，桑叶50克，白芍50克，川芎50克，磁石50克，蔓荆子50克，青木香50克，蚕沙50克，薄荷50克。

2. 用穴　阿是穴。

3. 用法　上述药物打碎，混合均匀，装入布袋内制成枕芯。每晚枕于颈枕处，3个月为1疗程。

4. 主治　高血压。

【附记】　良好的生活习惯可以帮助高血压病患者将血压控制在稳定的水平上。患者首先要做到定期测量血压，坚持服用降压药，不随意减药停药。此外，本病与精神因素的关系较大，因此应调畅情志，避免精神紧张和过大的压力；重视劳逸结合，一方面充足的休息可以有助于血压的恢复，另一方面适当的体育锻炼可以增强体质；饮食上应做到低盐低脂，同时戒烟限酒。

第二十三节 癌 痛

【概述】 癌痛即由各种肿瘤引起的疼痛，约有70%的癌症患者伴有不同程度的癌痛。癌症可以各种方式引起疼痛，表现形式因所患肿瘤部位的不同而各异，与癌症有关的原因最常见的是骨转移、压迫或浸润破坏神经，由治疗引起的疼痛包括手术、放化疗、组织活检等。

【穴位贴敷治疗】

处方一

1. 用药 白花蛇15克，乌梢蛇15克，蜈蚣15克，地龙15克，露蜂房15克，川乌15克，威灵仙15克，寻骨风15克。

2. 用穴 阿是穴。

3. 用法 将上述药物放入砂锅内加水浸泡，按中药煎制方法煎煮，去渣取液。将药液与面粉调和成糊状，趁热敷于穴位处。注意热敷时不可过热，防止烫伤皮肤，每日1次。

4. 主治 癌痛证见风寒邪客者。

处方二

1. 用药 川乌50克，胆南星50克，半夏50克，冰片30克，马钱子6克。

2. 用穴 中脘。（图71）

3. 用法 川乌、半夏、马钱子均用生药，上述药物研成细末，用清水调成糊状，取适量涂于穴位上，盖以纱布，胶布固定。每日1次。

4. 主治 癌痛证见痰湿内聚者。

处方三

1. 用药 青皮15克，郁金15克，木香15克，香附15克，乌药15克，川楝子15克，厚朴15克，芙蓉叶适量。

2. 用穴 阿是穴。

3. 用法 上述药物研成细末，与芙蓉叶一同捣碎成糊状，取适量涂于穴位上，盖以纱布，胶布固定。每日1次。

4. 主治 癌痛证见气滞不通者。

处方四

1. 用药 三棱10克，土鳖虫10克，天南星10克，穿山甲10克，川乌10克，草乌10克，红花10克，桃仁10克，樟脑3克，芒硝3克，食醋适量。

2. 用穴　阿是穴。

3. 用法　上述药物研成细末，用食醋调成糊状，取适量涂于疼痛处，盖以纱布，胶布固定。每日1次。

4. 主治　癌痛证见瘀血阻络者。

处方五

1. 用药　乳香20克，没药20克，大黄20克，姜黄20克，栀子20克，白芷20克，黄芩20克，小茴香12克，丁香12克，赤芍12克，木香12克，黄柏12克，蓖麻仁12克。

2. 用穴　中府、乳根。（图73）

（1）中府：在胸部，横平第1肋间隙，锁骨下窝外侧，前正中线旁开6寸。

（2）乳根：在胸部，第5肋间隙，前正中线旁开4寸。

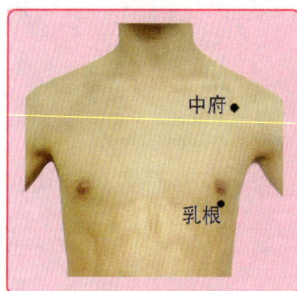
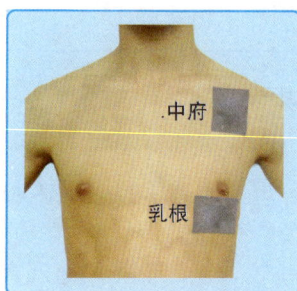

a. 取穴　　　　　　　　　　　b. 穴位贴敷后

图73　高血压处方五

3. 用法　上述药物研成细末，用清水调成糊状，取适量涂于穴位上，盖以纱布，胶布固定。每日1次。

4. 主治　肺癌疼痛。

处方六

1. 用药　蟾蜍一只，大蒜适量。

2. 用穴　阿是穴。

3. 用法　蟾蜍剥皮，大蒜捣烂后涂在蟾蜍皮上，敷于疼痛处。

4. 主治　肝癌疼痛。

处方七

1. 用药　蟾酥30克，马钱子30克，生川乌30克，生南星30克，白芷30克，姜黄30克，冰片10克，植物油500克，黄丹250克。

2. 用穴　阿是穴。

3. 用法　除冰片外其余药物研成细末，与植物油一同按膏药的制作方法熬至滴水成珠时用黄丹收膏。冰片研成细末，分别装瓶密封。用时取膏药适量，烘热，涂于牛皮纸或棉布上，均匀撒上冰片粉，分别贴于疼痛处。每日或隔日换药1次。

4. 主治　癌痛。

处方八

1. 用药　朴硝30克，雄黄30克，明矾30克，青黛30克，乳香30克，没药30克，血竭15克，冰片5克，食醋适量。

2. 用穴　阿是穴。

3. 用法　上述药物研成细末，用食醋调成糊状，取适量涂于疼痛处，盖以纱布，胶布固定。每日1次。

4. 主治　癌痛。

处方九

1. 用药　甘遂30克，延胡索30克，冰片30克，血竭30克，威灵仙30克，土鳖虫10克，干蟾皮10克。

2. 用穴　阿是穴。

3. 用法　上述药物研成细末，用清水调成糊状，取适量涂于疼痛处，盖以纱布，胶布固定。每日1次。

4. 主治　癌痛。

【附记】　癌痛多为慢性疼痛，轻者影响睡眠，消耗精力和体力，严重者会使患者出现焦虑、恐惧、抑郁等心理障碍，甚至对生活失去信心。家人应鼓励患者积极配合医生的治疗，选择合适的止痛药物及用药方法。除用药物对抗疼痛外还可选择按摩、心理干预等方法来减轻疼痛。

第三章　妇科、男科疾病穴位贴敷疗法

第一节　痛　经

【概述】　痛经是妇科常见病和多发病，表现为经期前后或行经期间出现的下腹部疼痛，并伴有全身不适。轻者仅表现为小腹疼痛伴背部酸痛，严重者可伴有心慌、恶心呕吐、胃痛腹泻、倦怠乏力、手脚冰凉、冷汗不断甚至虚脱昏厥等症状。痛经且生殖器官无异常者为原发性痛经，痛经伴随生殖器官病变者为继发性痛经。

【临床表现】　经期或行经前后小腹疼痛，随着月经周期而发作。疼痛可放射到胁肋、乳房、腰骶部、股内侧、阴道或肛门等处。一般于经期来潮前数小时即已感到疼痛，成为月经来潮之先兆。重者疼痛难忍，面青肢冷，呕吐汗出，周身无力甚至晕厥。

【穴位贴敷治疗】

处方一

1. 用药　当归15克，川芎10克，乳香10克，没药10克，五灵脂9克，蒲黄9克，食醋适量。

2. 用穴　神阙。（图3）

3. 用法　将上述药物研成细末，取适量涂于穴位上，盖以纱布，胶布固定。每日1次。

4. 主治　痛经属气滞血瘀者。

处方二

1. 用药　葱白250克，红花50克，三七50克。

2. 用穴　气海。（图44）

3. 用法　将上述药物研成细末，与葱白一同捣烂成糊状，取适量涂于穴位上，盖以纱布，胶布固定。每日1次。

4. 主治　痛经属气滞血瘀者。

处方三

1. 用药　吴茱萸 30 克，白芥子 30 克，食盐 100 克。

2. 用穴　涌泉（图 23）、关元（图 37）。

3. 用法　将上述药物研成细末，用清水搅拌成糊状，取适量涂于穴位上，盖以纱布，胶布固定。用热水袋或炒热的盐粒袋热敷，注意热敷时不可过热，防止烫伤皮肤，每日 2 ~ 3 次。

4. 主治　痛经属寒湿内停者。

处方四

1. 用药　当归 15 克，川芎 15 克，白芍 15 克，生地黄 15 克，牡丹皮 15 克，黄连 10 克，黄柏 10 克，丹参 10 克。

2. 用穴　关元。（图 37）

3. 用法　将上述药物研成细末，用清水搅拌成糊状，取适量涂于穴位上，盖以纱布，胶布固定。每日 1 次。

4. 主治　痛经属湿热下注者。

处方五

1. 用药　益母草 30 克，当归 30 克，白芍 30 克，白术 30 克，黄芪 30 克，鸡血藤 30 克，郁金 30 克，香附 15 克，大枣 30 克，植物油 500 克，黄丹 250 克。

2. 用穴　神阙（图 3）、三阴交（图 74）。

（1）神阙：在脐区，脐中央。

（2）三阴交：在小腿内侧，内踝尖上 3 寸，胫骨内侧缘后际。

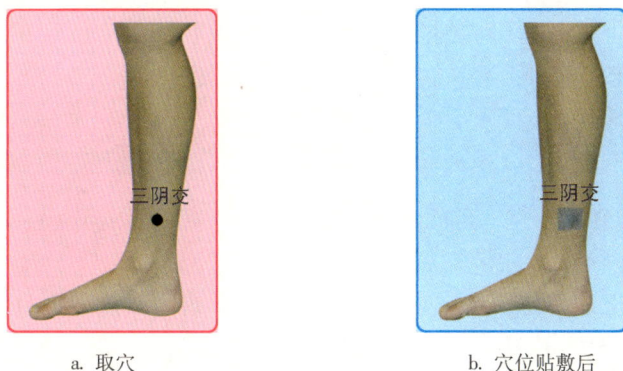

a. 取穴　　　　　　　　　b. 穴位贴敷后

图 74　痛经处方五

3. 用法　将上述药物研成细末，与植物油一同按膏药的制作方法熬至滴水成珠时用黄丹收膏，装瓶密封。用时取膏药适量，烘热，涂于牛皮纸或棉布上，分别贴于穴位处。每日或隔日换药 1 次，注意热敷时不可过热，防止烫伤皮肤。

4. 主治　痛经属气血虚弱者。

处方六

1. 用药　云南白药粉剂，白酒适量。
2. 用穴　神阙。（图3）
3. 用法　用白酒将云南白药调成糊状，填于穴位中，盖以纱布，胶布固定。用热水袋或炒热的盐粒袋热敷，注意热敷时不可过热，防止烫伤皮肤。每日1次。
4. 主治　痛经。

处方七

1. 用药　乳香15克，没药15克，白芍15克，川牛膝15克，丹参15克，香附15克，红花15克，冰片3克，黄酒适量。
2. 用穴　神阙、子宫。（图75）
（1）神阙：在脐区，脐中央。
（2）子宫：在下腹部，脐中下4寸，中极旁开3寸。

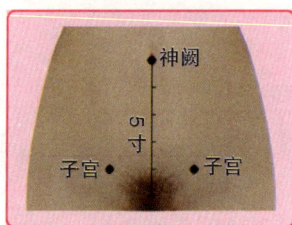
a. 取穴

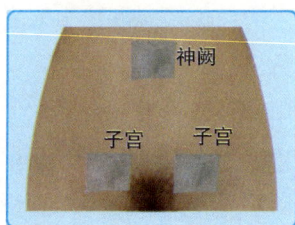
b. 穴位贴敷后

图75　痛经处方七

3. 用法　上述药物研成细末，用黄酒调成糊状，取适量涂于穴位上，盖以纱布，胶布固定。每日1次。
4. 主治　痛经。

处方八

1. 用药　当归20克，延胡索20克，红花10克，胡椒10克，蚕沙6克。
2. 用穴　阿是穴。
3. 用法　上述药物研成细末，炒热后装入布袋内，热敷痛处。注意热敷时不可过热，防止烫伤皮肤。每日1次。
4. 主治　痛经。

【附记】　痛经的患者应注意保暖，避免着凉感冒。饮食上应以清淡为主，避免生冷、辛辣之品。适度的运动有助于加速血液循环，松弛肌肉紧张，宜在行经前3~5天进行。此外行经期间还应勤换衣裤，避免房事。

第二节　月经不调

【概述】　月经不调是妇科的常见病和多发病，表现为月经周期、经期或出血量的异常，包括月经先期、月经后期、月经先后无定期、经期延长、月经过多、月经过少等。月经不调可有多种伴随症状，如疼痛，烦躁，周身不适等，病因可能是生殖系统器质性病变或功能异常。

【临床表现】　经期不定，经量或多或少，淋漓不尽，心烦易怒，夜寐不安，小腹胀痛，大便时秘时溏。

【穴位贴敷治疗】

处方一

1. 用药　大黄120克，玄参60克，生地60克，当归60克，赤芍30克，白芷30克，肉桂30克，植物油500克，黄丹250克。

2. 用穴　关元。（图37）

3. 用法　将上述药物研成细末，与植物油一同按膏药的制作方法熬至滴水成珠时用黄丹收膏，装瓶密封。用时取膏药适量，烘热，涂于牛皮纸或棉布上，分别贴于穴位处。注意热敷时不可过热，防止烫伤皮肤，每日或隔日换药1次。

4. 主治　月经不调属阳盛血热者。

处方二

1. 用药　当归50克，附子50克，小茴香50克，高良姜50克，川芎50克，木香50克，沉香15克，鹿茸3克，植物油600克，黄丹300克。

2. 用穴　神阙（图3）、气海（图44）。

3. 用法　沉香、鹿茸研成细末，其余药物与植物油一同按膏药的制作方法熬至滴水成珠时用黄丹收膏，装瓶密封。用时取膏药适量，烘热，涂于牛皮纸或棉布上，均匀撒上沉香与鹿茸末，分别贴于穴位处。每日或隔日换药1次。

4. 主治　月经不调属寒凝血瘀者。

处方三

1. 用药　乳香15克，没药15克，白芍15克，川牛膝15克，丹参15克，山楂15克，红花15克，冰片3克，生姜适量。

2. 用穴　神阙、子宫。（图75）

3. 用法　上述药物研成细末，生姜捣烂，二者调成糊状，取适量涂于穴位上，盖以纱布，胶布固定。每日1次。

4. 主治　月经不调属气滞血瘀者。

处方四

1. 用药　当归50克，川芎25克，白芍10克，益母草10克，柴胡10克，茯神 10 克，陈皮 10 克，香附 10 克，泽兰 10 克，肉桂 10 克，植物油 800 克，黄丹 300 克。

2. 用穴　气海、关元。（图 21）

3. 用法　除肉桂外上述药物研成细末，与植物油一同按膏药的制作方法熬至滴水成珠时用黄丹收膏，装瓶密封，肉桂研磨成粉。用时取膏药适量，烘热，涂于牛皮纸或棉布上，均匀撒入肉桂粉，分别贴于穴位处。每日或隔日换药 1 次。

4. 主治　月经不调属气滞血瘀者。

处方五

1. 用药　当归 9 克，肉桂 9 克，熟地 9 克，白芍 6 克，川芎 6 克，干姜 6 克，鹿茸 3 克，白酒适量。

2. 用穴　神阙。（图 3）

3. 用法　上述药物研成细末，用白酒调成糊状，取适量填入穴位中，盖以纱布，胶布固定。用热水袋或炒热的盐粒袋热敷，注意热敷时不可过热，防止烫伤皮肤，每日 1 次。

4. 主治　月经不调属肾虚不固者。

处方六

1. 用药　益母草 60 克，夏枯草 30 克。

2. 用穴　气海。（图 21）

3. 用法　将上述药物研碎，炒热后装入布袋内，热敷穴位处。注意热敷时不可过热，防止烫伤皮肤。每日 1 次。

4. 主治　月经不调。

【附记】　引起月经不调的原因很多，在生活中应注意保持良好的精神状态，避免劳累过度；起居有常，在经期特别要防寒避潮。饮食方面，应戒烟限酒同时避免辛辣刺激。有研究表明只有体内脂肪含量达到体重的 22% 时才能维持正常的月经周期，因此女性切不可为追求身材而盲目节食。

第三节　闭　　经

【概述】　闭经是指女性从未有过月经或月经周期已建立后又停止的现象，凡年满 18 周岁月经尚未来潮者称为原发性闭经；月经周期建立后，非孕期而又连续 3 个月以上无月经者称为继发性闭经。常见可导致闭经的原因有子宫内膜损伤或粘连、卵巢功能早衰及多囊卵巢、肿瘤、精神创伤及营养不良等外界因素变化、注射长效避孕针或口服避孕药等。

【临床表现】　3 个周期以上无月经来潮，有月经初潮来迟和月经后期病史。

可伴有体格发育不良、绝经前后诸症、肥胖、多毛或结核病等。由于病因不同，临床表现各异，一般是月经超龄未至，或先见月经周期延长，经量少，终至停闭。

【穴位贴敷治疗】

处方一

1. 用药　益母草 15 克，肉桂 6 克，干姜 6 克，吴茱萸 6 克，白酒适量。

2. 用穴　神阙（图 3）、命门（76）。

（1）神阙：在脐区，脐中央。

（2）命门：在脊柱区，第 2 腰椎棘突下凹陷中，后正中线上。

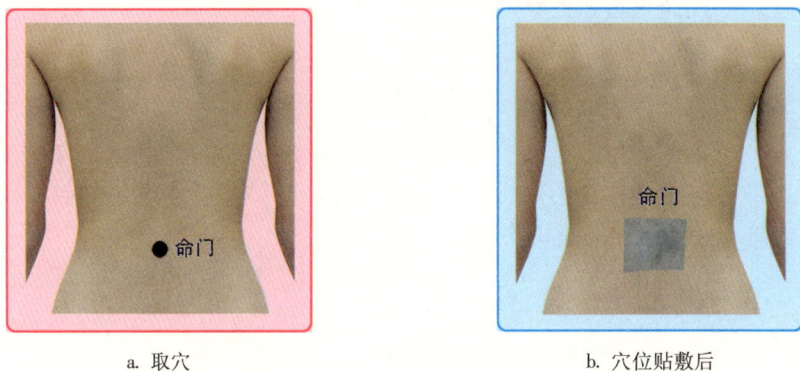

a. 取穴　　　　　　　　　　　b. 穴位贴敷后

图 76　闭经处方一

3. 用法　上述药物研成细末，用白酒炒热后装入布袋内，热敷穴位处。注意热敷时不可过热，防止烫伤皮肤。每日 1 次。

4. 主治　闭经属寒凝血瘀者。

处方二

1. 用药　食盐 30 克，山楂 15 克，桂枝 12 克，大黄 12 克，延胡索 12 克，赤芍 9 克，五味子 9 克。

2. 用穴　肾俞（图 70）、关元（图 37）。

3. 用法　上述药物研成细末，炒热后装入布袋内，热敷穴位处。注意热敷时不可过热，防止烫伤皮肤。每日 1 次。

4. 主治　闭经属气滞血瘀者。

处方三

1. 用药　柴胡 12 克，白术 12 克，白芍 12 克，当归 12 克，茯苓 9 克，三棱 6 克，牛膝 6 克，薄荷 3 克。

2. 用穴　关元。（图 37）

3. 用法　上述药物研成细末，用清水调成糊状，取适量涂于穴位上，盖以纱布，胶布固定。每日 1 次。

4. 主治　闭经属气滞血瘀者。

处方四

1. 用药　大黄 120 克，玄参 60 克，生地 60 克，当归 60 克，赤芍 60 克，白芷 30 克，肉桂 30 克，植物油 800 克，黄丹 300 克。

2. 用穴　关元。（图 37）

3. 用法　将上述药物研成细末，与植物油一同按膏药的制作方法熬至滴水成珠时用黄丹收膏，装瓶密封。用时取膏药适量，烘热，涂于牛皮纸或棉布上，分别贴于穴位处。注意热敷时不可过热，防止烫伤皮肤，每日或隔日换药 1 次。

4. 主治　闭经见瘀血症状者。

处方五

1. 用药　益母草 30 克，月季 50 克。

2. 用穴　关元。（图 37）

3. 用法　将上述两味药捣烂，敷于穴位处，用热水袋或炒热的盐粒袋热敷，注意热敷时不可过热，防止烫伤皮肤。每日 2 次。

4. 主治　闭经。

处方六

1. 用药　蚕沙 30 克，黄酒适量。

2. 用穴　气海。（图 21）

3. 用法　蚕沙用黄酒炒热后装入布袋内，热敷穴位处，范围可扩大到整个腹部。注意热敷时不可过热，防止烫伤皮肤。每日 1 次。

4. 主治　闭经。

【附记】　月经受内分泌激素所控制，外界许多因素都能影响到人体的内分泌水平，如环境的变化，季节的转换，心情的变化等，这些都可明显造成月经的不正常，以至闭经。因此女性应合理饮食，增强营养，保证充足的睡眠，避免不良情绪反应。注意经期健康，避免劳累受凉。此外还应做好计划生育的相关工作，尽量减少宫腔手术，防止不必要的宫腔损伤。

第四节　崩　漏

【概述】　崩漏是月经周期、月经期与月经量严重紊乱的一类疾病，指妇女非周期性子宫出血。发病急骤，大量出血者为"崩"；淋漓不断但病势缓和者为"漏"。崩漏可见于西医学的功能失调性子宫出血及其他原因引起的子宫出血。生殖器炎症和某些生殖器肿瘤引起的不规则阴道出血亦可参照本病辨证治疗。

【临床表现】　月经周期紊乱，出血时间延长，经量增多，甚至大量出血或淋漓不止。兼见面红口干，心中烦躁，精神疲倦，头晕目眩等症。

【穴位贴敷治疗】

处方一

1. 用药　仙鹤草30克，龙骨30克，乌贼骨30克，枸杞子30克，熟地黄20克，山药20克，鹿角胶15克，阿胶15克，植物油500克，黄丹250克。

2. 用穴　关元（图37）、脾俞（图43）。

3. 用法　将上述药物研成细末，与植物油一同按膏药的制作方法熬至滴水成珠时用黄丹收膏，装瓶密封。用时取膏药适量，烘热，涂于牛皮纸或棉布上，分别贴于穴位处。每日或隔日换药1次。

4. 主治　崩漏属肾阳虚衰者。

处方二

1. 用药　川牛膝15克，熟地黄15克，山药15克，牡蛎15克，枸杞子15克，蒲黄炭15克，山茱萸15克，菟丝子15克，续断15克，黄芪15克，海螵蛸10克。地骨皮15克，植物油500克，黄丹250克。

2. 用穴　神阙（图3）、隐白（图77）。

（1）神阙：在脐区，脐中央。

（2）隐白：在足大趾末节内侧，距趾甲角0.1寸。

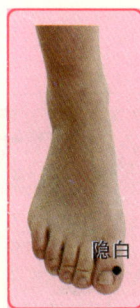
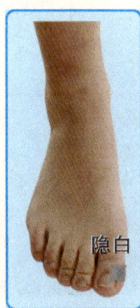

a. 取穴　　　　　　　　　　　b. 穴位贴敷后

图77　崩漏处方二

3. 用法　将上述药物研成细末，与植物油一同按膏药的制作方法熬至滴水成珠时用黄丹收膏，装瓶密封。用时取膏药适量，烘热，涂于牛皮纸或棉布上，分别贴于穴位处。每日或隔日换药1次。

4. 主治　崩漏属肾阴不足者。

处方三

1. 用药　党参30克，白术30克，黄芪30克，熟地黄20克，桑寄生20克，山茱萸15克，当归12克，荆芥炭12克，仙鹤草10克，炮姜10克，炙甘草9

克，大枣9克。

2. 用穴　中脘（图31）、神阙（图37）、足三里（图36）。

3. 用法　将上述药物放入砂锅内加水浸泡，按中药煎制方法煎煮，去渣取液。将药液与面粉调和成糊状，趁热敷于穴位处。注意不可过热，防止烫伤皮肤，每日2次。

4. 主治　崩漏属气血虚弱者。

处方四

1. 用药　当归9克，吴茱萸6克，干姜6克，香附6克，小茴香6克，肉桂3克，沉香3克。

2. 用穴　神阙。（图3）

3. 用法　上述药物研成细末，炒热后装入布袋内，热敷穴位处。注意热敷时不可过热，防止烫伤皮肤。每日1次。

4. 主治　崩漏属气血虚弱者。

处方五

1. 用药　生地榆50克，生地黄15克，当归15克，花蕊石10克，藕节适量。

2. 用穴　中极、神阙（图78）。

（1）中极：在下腹部，脐中下4寸，前正中线上。

（2）神阙：在脐区，脐中央。

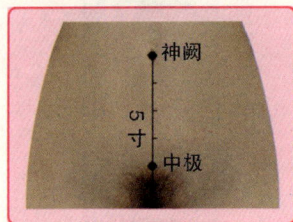 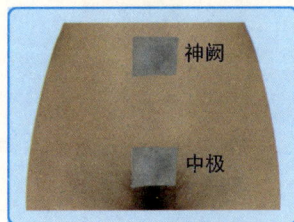

a. 取穴　　　　　　　　　　　　　　　b. 穴位贴敷后

图78　崩漏处方五

3. 用法　将上述药物研成细末，藕节榨汁，二者调成糊状，取适量涂于穴位上，盖以纱布，胶布固定。每日2次。

4. 主治　崩漏属血热妄行者。

处方六

1. 用药　栀子炭6克，棕榈炭6克，地榆6克，鲜小蓟15克，生地黄15克。

2. 用穴　子宫。（图75）

3. 用法　将小蓟捣烂，其余药物研成细末，二者调成糊状，取适量涂于穴位上，盖以纱布，胶布固定。每日 2 次。

4. 主治　崩漏属血热妄行者。

处方七

1. 用药　五灵脂 10 克，蒲黄炭 10 克，三七 10 克，丹参 10 克，炮姜 10 克，食醋适量。

2. 用穴　神阙。(图 3)

3. 用法　将上述药物研成细末，食醋炒热拌匀后装入布袋内，热敷穴位处。注意热敷时不可过热，防止烫伤皮肤。每日 2 次。

4. 主治　崩漏属瘀血阻络者。

处方八

1. 用药　白芍 15 克，香附 12 克，蒲黄 12 克，川牛膝 10 克，鸡血藤 10 克，食醋适量。

2. 用穴　神阙。(图 3)

3. 用法　将上述药物研成细末，食醋炒热拌匀后装入布袋内，热敷穴位处。注意热敷时不可过热，防止烫伤皮肤。每日 2 次。

4. 主治　崩漏属瘀血阻络者。

处方九

1. 用药　食盐 30 克，艾叶 30 克。

2. 用穴　神阙 (图 3)，三阴交 (图 74)。

3. 用法　上述药物研成细末，炒热后装入布袋内，热敷穴位处。注意热敷时不可过热，防止烫伤皮肤。每日 1 次。

4. 主治　崩漏属寒凝血瘀者。

处方十

1. 用药　吴茱萸 30 克，蒲黄炭 15 克，食盐适量，黄酒适量。

2. 用穴　神阙 (图 3)、三阴交 (图 74)、隐白 (图 77)。

3. 用法　将前三种药物研成细末，用黄酒炒热后装入布袋内，热敷穴位处。注意热敷时不可过热，防止烫伤皮肤。每日 2 次。

4. 主治　崩漏。

【附记】　崩漏出血量大时可发生一些合并症如贫血、虚脱等，严重者甚至可以出现失血性休克。出现虚脱时即要立刻采取抢救措施，如强刺激人中、百会、涌泉等穴位，并应及时送往医院治疗。对于顽固性崩漏，特别是更年期妇女应尽早做妇科相关检查以明确诊断，及早排除癌性病变，以免贻误病情。

第五节　带下病

【概述】　带下是阴道壁及宫颈等组织分泌的一种黏稠液体，色白无味，在妇女经期前后及妊娠期带下均可增多。带下病是指妇女阴道分泌物明显增多，色、质、气味发生异常，并伴有局部或全身症状的一组疾病，临床以带下过多，带下色白、黄、赤为常见。本病相当于西医学的阴道炎、宫颈炎、盆腔炎、妇科肿瘤等疾病引起的带下增多。

【临床表现】　带下量过多，持续不断，或颜色、性质、气味等见异常变化，并伴有面色萎黄，精神疲倦，乏力，腰酸腹冷，小腹坠胀，阴部瘙痒，小便短黄等全身和局部症状。

【穴位贴敷治疗】

处方一

1. 用药　萹蓄30克，生薏米20克，川牛膝10克，瞿麦10克，滑石10克，龙胆草10克，蛇床子6克，通草6克，厚朴6克。

2. 用穴　阿是穴。

3. 用法　消毒纱布缝制成长8厘米，直径1厘米的条形口袋。将上述药物研成细末拌匀后装入纱布袋中，封口并留置引线，药条置入阴道内，隔日换药1次。

4. 主治　带下病属湿热下注者。

处方二

1. 用药　苦参15克，黄柏15克，蛇床子15克，白鲜皮9克，苍术9克，白果9克，栀子9克，丹皮9克，冰片3克。

2. 用穴　神阙。（图3）

3. 用法　上述药物研成细末，用清水调成糊状，取适量涂于穴位中，盖以纱布，胶布固定。每日1次。

4. 主治　带下病属湿热下注者。

处方三

1. 用药　党参15克，白术15克，干姜10克，牡蛎6克，炙甘草6克，黄酒适量。

2. 用穴　神阙。（图3）

3. 用法　上述药物研成细末，用黄酒炒热，取适量涂于穴位上，盖以纱布，胶布固定。注意热敷时不可过热，防止烫伤皮肤。每日1次。

4. 主治　带下病属脾虚湿困者。

处方四

1. **用药** 薏苡仁 15 克，淮山药 12 克，茯苓 12 克，党参 10 克，白术 10 克，莲子肉 10 克，木香 6 克，芡实 6 克，炙甘草 3 克。

2. **用穴** 神阙（图 3）、脾俞（图 78）。

3. **用法** 将上述药物放入砂锅内加水浸泡，按中药煎制方法煎煮，去渣取液。将药液与面粉调和成糊状制成药饼，趁热敷于穴位处。注意热敷时不可过热，防止烫伤皮肤，每日 1 次。

4. **主治** 带下病属脾虚湿困者。

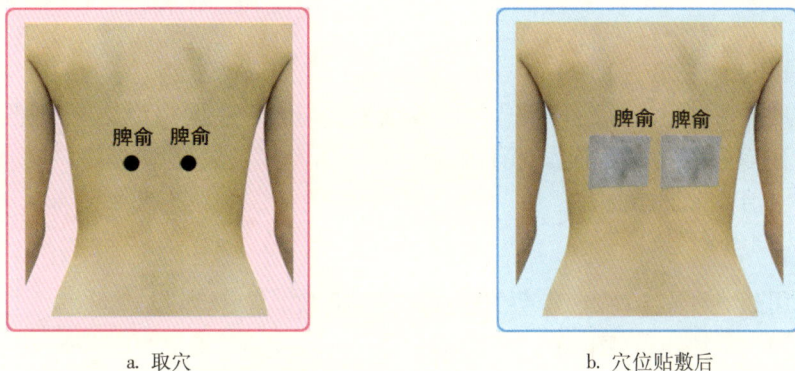

a. 取穴　　　　　　　　　　　　b. 穴位贴敷后

图 78　带下病处方四

处方五

1. **用药** 海马 2 只，附子 70 克，穿山甲 15 克，锁阳 15 克，川椒 15 克，丁香 15 克，补骨脂 15 克，五味子 15 克，麝香 1 克，植物油 500 克，黄丹 250 克。

2. **用穴** 神阙（图 3）、涌泉（图 23）。

3. **用法** 除麝香外上述药物研成细末，与植物油一同按膏药的制作方法熬至滴水成珠时用黄丹收膏，装瓶密封。用时取膏药适量，烘热，涂于牛皮纸或棉布上，将研好的麝香粉撒入，趁热分别贴于穴位处。注意不可过热，防止烫伤皮肤，每日或隔日换药 1 次。

4. **主治** 带下病属阳虚水泛者。

处方六

1. **用药** 白芥子，白果，白胡椒，白术，白扁豆。

2. **用穴** 神阙（图 3）

3. **用法** 上述药物研成细末，用清水调成糊状，取适量填涂于穴位中，盖以纱布，胶布固定。每日 1 次。

4. **主治** 带下过多。

处方七

1. 用药　芡实 30 克，桑螵蛸 30 克，白芷 10 克，食醋适量。

2. 用穴　神阙。（图 3）

3. 用法　上述药物研成细末，用食醋调成糊状，取适量填涂于穴位中，盖以纱布，胶布固定。每日 1 次，7 次为 1 疗程。

4. 主治　带下过多。

处方八

1. 用药　丁香 5 克，胡椒 5 克，杏仁 5 克，硫黄 3 克，麝香 1 克，大枣 5 枚。

2. 用穴　神阙。（图 3）

3. 用法　大枣去核，其余药物研成细末，与大枣一同捣烂，取药泥制成药丸，填于穴位中，胶布固定。隔日一换。

4. 主治　带下赤白者。

处方九

1. 用药　丹皮 10 克、赤芍 10 克、红枣 10 枚。

2. 用穴　神阙。（图 3）

3. 用法　将丹皮与赤芍研成细末，红枣去核捣烂，二者混合成泥状，取适量填涂于穴位中，盖以纱布，胶布固定。每日 1 次。

4. 主治　带下赤白者。

【附记】　患者平日应积极参与体育锻炼，增强体质；经期应注意下腹部保暖，防止风寒入侵。养成良好的卫生习惯，内衣勤洗勤换，多淋浴少盆浴、厕所改为蹲式，防止病菌感染。饮食上忌生冷油腻，按虚实证候选用适宜的食物如乌鸡、鳖肉、淡菜、白果、苋菜、鱼腥草等。带下赤白伴有尿频、尿急、尿痛等症状者应去医院就诊，带下五色夹杂，腥臭难闻者应尽早做妇科相关检查以明确诊断，及早排除癌性病变，以免贻误病情。

第六节　乳腺炎

【概述】　乳腺炎是乳腺管内和周围结缔组织的化脓性感染，多发生于妇女哺乳期，以产后 1～4 周常见。金黄色葡萄球菌或链球菌一般从乳头破口或皲裂处侵入引起感染，主要表现为寒战高热，乳腺肿胀、肿块触痛，表面皮肤红热，当病情控制不佳时，患侧乳房疼痛呈搏动性，同时还可在腋窝发现肿大的淋巴结，甚至出现脓毒血症。

【临床表现】　初期感乳房肿胀疼痛，患处出现有压痛的硬块，表面皮肤红热；同时可有发热等全身表现。炎症继续发展，疼痛呈搏动性，患者可有寒战、高热，脉率加快；患侧腋窝淋巴结常肿大，并有压痛。炎块常在数天内软化而形成脓肿，表浅脓肿容易发现，深部脓肿常需进行穿刺才能确定。乳房脓肿可能是单房的，但较多呈多房性；同一乳房也可同时有几个炎症病灶而先后形成几个脓肿。表浅脓肿可自行向外溃破，或穿破乳管而自乳头流出脓液。深部脓肿除缓慢地向外溃破外，也可向深部穿至乳房与胸肌间的疏松结缔组织中，形成乳房后脓肿。感染严重者，可并发败血症。

【穴位贴敷治疗】

处方一

1. 用药　天花粉 30 克，生大黄 30 克，黄柏 30 克，姜黄 20 克，白芷 20 克，天南星 10 克，陈皮 10 克，苍术 10 克，厚朴 10 克，甘草 10 克，薄荷 5 克，蜂蜜适量。

2. 用穴　阿是穴。

3. 用法　上述药物研成细末，用蜂蜜调成糊状，取适量涂于穴位上，盖以纱布，胶布固定。每日 1 次。

4. 主治　乳腺炎属肝郁气滞者。

处方二

1. 用药　青皮 15 克，食醋适量。

2. 用穴　阿是穴。

3. 用法　青皮研碎捣烂，用食醋调成糊状，取适量涂于穴位上，盖以纱布，胶布固定。每日 1 次。

4. 主治　乳腺炎属肝郁气滞者。

处方三

1. 用药　朴硝 30 克。

2. 用穴　阿是穴。

3. 用法　将朴硝装入纱布袋中，封口，覆盖于患处，以胶布固定。每日 2 次。

4. 主治　乳腺炎属胃热炽盛者。

处方四

1. 用药　白鲜皮 300 克，绿豆 300 克。

2. 用穴　阿是穴。

3. 用法　白鲜皮煎煮，去渣取液，绿豆磨粉。将药液与绿豆粉调和成糊状，敷于患处，盖以纱布，胶布固定。每日 2 次。

4. 主治　乳腺炎属胃热炽盛者。

处方五

1. 用药　露蜂房20克，乳香10克，没药10克，大黄10克，蜂蜜适量。
2. 用穴　阿是穴。
3. 用法　上述药物研成细末，用蜂蜜调成糊状，取适量涂于穴位上，盖以纱布，胶布固定。每日1次。
4. 主治　乳腺炎。

处方六

1. 用药　生大黄30克，芒硝30克。
2. 用穴　阿是穴。
3. 用法　上述药物研成细末，用清水调成糊状，取适量涂于穴位上，盖以纱布，胶布固定。每日2次。
4. 主治　乳腺炎。

处方七

1. 用药　鲜蒲公英适量，鲜薄荷适量。
2. 用穴　阿是穴。
3. 用法　上述药物捣烂成糊状，取适量涂于穴位上，盖以纱布，胶布固定。每日2次。
4. 主治　乳腺炎。

【附记】　乳腺炎是妇产科的常见病，预防以及病后防变极为重要。首先产妇应注意妊娠期的乳房卫生，不要让婴儿养成含乳头入睡的习惯，同时还要注意哺乳的姿势。随时保持乳汁通畅，及时将淤积的乳汁挤出。饮食上应多饮汤液，不吃辛辣刺激之物及鱼腥生冷之品。需要提醒的是产后不宜马上进补过浓的汤品，以避免乳汁过稠，发生乳腺管阻塞或乳汁淤积的情况；可适当多吃一些黄芪、党参、当归、糯米、小米、红糖等食品，能补气补血，有助于乳汁的分泌。

第七节　乳腺增生

【概述】　乳腺增生既非炎症又非肿瘤，它是单纯性乳腺增生、乳腺腺病、乳腺囊性增生病的总称，属于腺组织的一种良性增生性疾病，主要表现为乳腺腺体数量的增多，临床可见乳房肿块、乳房疼痛伴随月经失调或情志改变，少数患者还可出现乳头自发性溢液。

【临床表现】　以乳房胀痛和乳房肿块为主症。胀痛轻者不为患者介意，重者则影响工作和生活。胀痛具有周期性，常发生或加重于月经前期。肿块常为多发性，可见于一侧或双侧，也可局限于乳房一部分或分散于整个乳房。肿块呈结节状，大小不一，质韧而不硬，与皮肤和深部组织之间并无粘连而可被推动，但与周围组织的分界不清。肿块于月经前增大，经后缩小。腋窝淋巴结不肿大。有时可有乳头溢液，呈黄绿色、棕色或血性，偶为无色浆液。

【穴位贴敷治疗】

处方一

1. 用药　生地黄 30 克，木香 15 克，莪术 15 克，食醋适量。

2. 用穴　阿是穴。

3. 用法　上述药物研成细末，用食醋调成糊状，取适量涂于穴位上，盖以纱布，胶布固定。每日 1 次。

4. 主治　乳腺增生属肝郁气滞者。

处方二

1. 用药　玫瑰花 20 克，佛手 20 克，麦芽 20 克，香附 20 克，蒲公英 20 克。

2. 用穴　阿是穴。

3. 用法　上述药物均用鲜品，一同捣烂后贴敷于患处，每日 1 次。

4. 主治　乳腺增生属肝郁气滞者。

处方三

1. 用药　芒硝 60 克，天南星 20 克，山慈菇 20 克，露蜂房 20 克，佛手 20 克，乳香 10 克，没药 10 克，血竭 10 克。

2. 用穴　阿是穴。

3. 用法　上述药物研成细末，用清水调成糊状，取适量涂于穴位上，盖以纱布，胶布固定。每日 1 次。

4. 主治　乳腺增生属痰阻血瘀者。

处方四

1. 用药　瓜蒌 20 克，当归 20 克，茯苓 20 克，赤芍 20 克，丹参 20 克，红花 20 克，芒硝 20 克，鸡血藤 20 克，香附 20 克。

2. 用穴　阿是穴。

3. 用法　上述药物碾碎，装入布袋，封口后上锅蒸热，外敷于患处，注意热敷时不可过热，防止烫伤皮肤。每日 2 次。

4. 主治　乳腺增生属痰阻血瘀者。

处方五

1. 用药　当归 100 克，川乌 60 克，细辛 60 克，山慈菇 60 克，三棱 60 克，白芥子 60 克，白芷 50 克，樟脑 30 克，植物油 500 克，黄丹 250 克。

2. 用穴　阿是穴。

3. 用法　除樟脑外其余药物研成细末，与植物油一同按膏药的制作方法熬至滴水成珠时加入樟脑，用黄丹收膏，装瓶密封。用时取膏药适量，烘热，涂于牛皮纸或棉布上，分别贴于穴位处。注意热敷时不可过热，防止烫伤皮肤，每日或隔日换药1次。

4. 主治　乳腺增生。

处方六

1. 用药　山慈菇50克，白芷30克，鹿角胶30克，穿山甲30克，血竭30克，麝香1克，植物油500克，黄丹250克。

2. 用穴　阿是穴。

3. 用法　鹿角胶烊化，除麝香外其余药物研成细末，二者与植物油一同按膏药的制作方法熬至滴水成珠时用黄丹收膏，装瓶密封。用时取膏药适量，烘热，涂于牛皮纸或棉布上，均匀撒上麝香粉，分别贴于穴位处。每日或隔日换药1次。

4. 主治　乳腺增生。

处方七

1. 用药　青皮120克，桃仁60克，米醋适量。

2. 用穴　阿是穴。

3. 用法　将青皮浸于米醋中24~48小时，然后风干，研成细末后用清水调成糊状，取适量敷于患处，盖以纱布，胶布固定。每日1次。

4. 主治　乳腺增生。

【附记】　心情的好坏对内分泌的调节很重要，而内分泌是否正常又直接关系到乳腺增生的治疗。因此应尽量保持情绪稳定，远离紧张、焦虑、悲伤等负面情绪，保持开朗愉快的心情。饮食方面要多食用粗粮和果蔬，少进食油腻、辛辣之物。多做运动，特别是上肢扩展和胸部扩展可促进乳房局部的淋巴和血液循环，利于肿块的消除。此外日常生活中还应注意尽量少用避孕药及含雌激素的美容用品，做好计生工作，避免人流，并进行乳房的定期自我检查。

第八节　妊娠呕吐

【概述】　妊娠呕吐是指妇女在怀孕6周左右出现不同程度的恶心呕吐。按呕吐的严重程度可分为晨吐和妊娠剧吐两种。前者又成为"早孕反应"，是孕妇在怀孕期间出现择食，食欲不振、轻度恶心呕吐、头晕、倦怠等症状，因多在清晨空腹时较严重，故又称"晨吐"。早孕反应一般对生活和工作影响不大，不需特殊治疗，多在妊娠12周左右消失。少数孕妇早孕反应严重，恶心呕吐频繁，不能进食，甚至吐出胆汁及血性物，严重者可因剧吐引起失水、酸中毒和肝功能衰竭，威胁孕妇的生命。

【临床表现】 孕妇在怀孕早期出现恶心呕吐、食欲不振、头晕、倦怠等反应，具体表现为食入即吐，或厌闻食气，不食也吐甚则滴水不进，呕吐物多为胆汁或清水。妊娠呕吐轻者可影响进食，严重者可出现脱水及代谢性酸中毒，危机生命。

【穴位贴敷治疗】

处方一

1. 用药 太子参12克，白术9克，茯苓9克，焦山楂9克、焦谷芽9克，大枣9克，炙甘草6克，姜半夏6克?，陈皮6克，广木香6克，吴茱萸3克，蜂蜜适量。

2. 用穴 神阙（图3）、足三里（图36）。

3. 用法 上述药物研成细末，用蜂蜜调成糊状，取适量涂于穴位上，盖以纱布，胶布固定。每日1次。

4. 主治 妊娠呕吐属脾胃虚弱者。

处方二

1. 用药 芦根15克，陈皮10克，竹茹10克，半夏10克，苏叶10克，砂仁5克，黄连5克，生姜适量。

2. 用穴 中脘。（图71）

3. 用法 将上述药物研成细末，生姜榨汁，二者调成糊状，取适量涂于穴位上，以纱布，胶布固定。每日2次。

4. 主治 妊娠呕吐属肝火犯胃者。

处方三

1. 用药 芦根15克，太子参12克，生地12克，石斛12克，玄参9克，麦冬9克，沙参9克，姜竹茹9克，葛根9克，生甘草6克，五味子3克，黄连3克。

2. 用穴 中脘（图71）。

3. 用法 上述药物研成细末，用清水调成糊状，取适量涂于穴位上，盖以纱布，胶布固定。每日1次。

4. 主治 妊娠呕吐属胃阴不足者。

处方四

1. 用药 丁香15克，半夏15克，陈皮15克，生姜适量。

2. 用穴　神阙（图3）、丰隆（图79）。

（1）神阙：在脐区，脐中央。

（2）丰隆：在小腿外侧，外踝尖上 8 寸。

3. 用法　丁香、半夏研成细末，生姜榨汁，两者混合成糊状，取适量填于穴位中，盖以纱布，胶布固定。每日 1 次。

4. 主治　妊娠呕吐属痰湿阻滞者。

处方五

1. 用药　半夏 15 克，砂仁 3 克，豆蔻 3 克，萝卜适量。

2. 用穴　神阙。（图3）

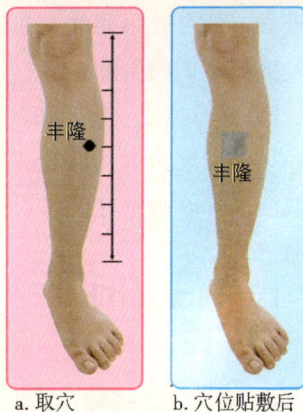

a. 取穴　　　b. 穴位贴敷后

图 79　妊娠呕吐处方四

3. 用法　将上述药物研成细末，萝卜榨汁，用萝卜汁将药末调成糊状，取适量填涂于穴位中，盖以纱布，胶布固定。每日 1 次。

4. 主治　妊娠呕吐。

处方六

1. 用药　丁香 15 克，半夏 15 克，生姜适量。

2. 用穴　神阙（图3）、内关（图32）。

3. 用法　丁香与半夏研成细末，生姜榨汁，用姜汁将药末调成糊状，取适量填涂于穴位中，盖以纱布，胶布固定。每日 1 次。

4. 主治　妊娠呕吐。

【附记】　孕妇应尽量保持心情轻松愉快，避免紧张、焦虑等不良情绪。适度活动并搭配合理膳食，饮食以富含营养、易于消化为原则，对饮食气味反应比较强烈的孕妇可以采取少食多餐的方式。呕吐严重者应及时就医，用药控制症状。

第九节　先兆流产

【概述】　先兆流产是指妊娠 28 周前阴道有少量出血，持续数日或数周并伴随下腹轻微疼痛或坠胀不适。出现先兆流产后是否导致流产取决于胚胎是否异常，若早孕反应存在且妇科检查子宫颈口未开大；胎膜未破；子宫大小与停经周数相吻；尿妊娠试验阳性；胚胎正常，则可继续妊娠并根据病情使用保胎药治疗。若流产是由于胚胎异常而引起，则不能滥用保胎药保胎。孕妇因病情需要使用保胎药时，应注意用药指征和用药方法，只有这样才能正确使用保胎药。

【临床表现】　妊娠 28 周前阴道有少量出血，持续数日或数周，并伴随下腹疼痛，胎动有下坠感，或腰酸腹胀不适。

【穴位贴敷治疗】

处方一

1. 用药　熟地 60 克，炒蚕沙 45 克，党参 30 克，当归 30 克，生地 30 克，杜仲 30 克，续断 30 克，桑寄生 30 克，地榆 30 克，砂仁 30 克，阿胶 30 克，煅紫石英 10 克，煅赤石脂 10 克，煅龙骨 10 克，植物油 700 克，黄丹 300 克。

2. 用穴　腰阳关、命门（图 80）、关元（图 37）。

（1）腰阳关：在脊柱区，第 4 腰椎棘突下凹陷中，后正中线上。

（2）命门：在脊柱区，第 2 腰椎棘突下凹陷中，后正中线上。

（3）关元：在下腹部，脐中下 3 寸，前正中线上。

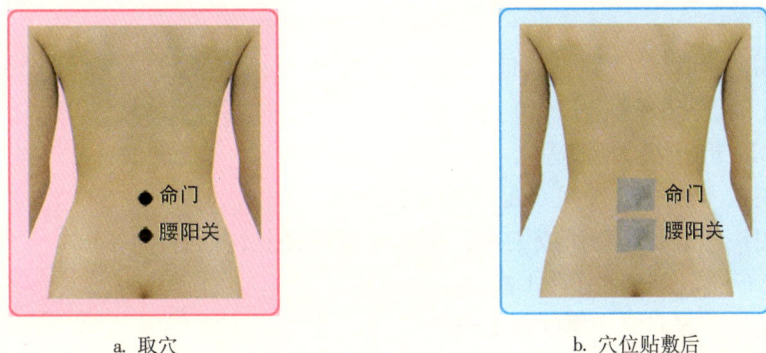

a. 取穴　　　　　　　　　b. 穴位贴敷后

图 80　先兆流产处方一

3. 用法　紫石英、赤石脂、龙骨研成细末，其余药物按膏药的制作方法与植物油一同熬至滴水成珠时用黄丹收膏，撒入前三者的粉末拌匀，装瓶密封。用时取膏药适量，烘热，涂于牛皮纸或棉布上，分别贴于穴位处。每周换药 1 次。

4. 主治　先兆流产属肾虚不固者。

处方二

1. 用药　菟丝子 15 克，枸杞子 15 克，熟地 15 克，桑寄生 15 克，覆盆子 15 克，续断 15 克，党参 15 克，阿胶 10 克，党参 10 克，白术各 10 克，益智仁 9 克，黄芪 9 克，升麻 9 克。

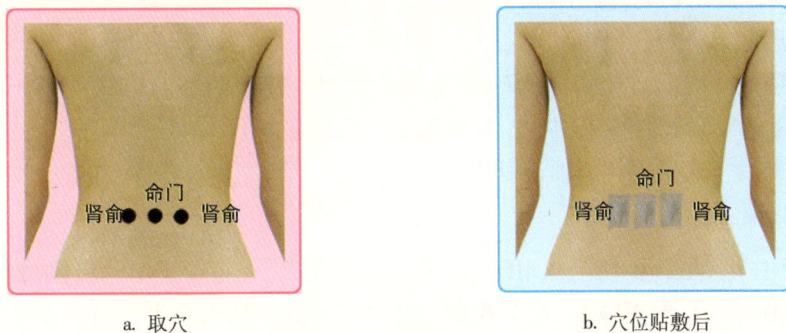

a. 取穴　　　　　　　　　b. 穴位贴敷后

图 81　先兆流产处方二

2. 用穴　神阙（图 3）、肾俞、命门（图 81）。

（1）神阙：在脐区，脐中央。

（2）肾俞：在脊柱区，第2腰椎棘突下，后正中线旁开1.5寸。

（3）命门：在脊柱区，第2腰椎棘突下凹陷中，后正中线上。

3. 用法　将上述药物放入砂锅内加水浸泡，按中药煎制方法煎煮，去渣取液。将药液与面粉调和成糊状，趁热敷于穴位处。每日2次。

4. 主治　先兆流产属肾虚不固者。

处方三

1. 用药　党参15克，熟地15克，黄芪15克，白术10克，白芍10克，杜仲10克，阿胶10克，当归10克，桑寄生10克，桂圆肉10克，陈皮6克，炙甘草6克，红枣6克，蜂蜜适量。

2. 用穴　神阙（图3）、足三里（图36）。

3. 用法　上述药物研成细末，用蜂蜜调成糊状，取适量涂于穴位上，盖以纱布，胶布固定。三日换药1次。

4. 主治　先兆流产属气血虚弱者。

处方四

1. 用药　阿胶10克，艾叶10克，食盐50克。

2. 用穴　神阙。（图3）

3. 用法　艾叶研成细末，阿胶烊化，将艾叶末混入阿胶中拌匀成糊状，涂于牛皮纸或棉布上，贴于穴位处。食盐炒热后装入布袋内，热敷穴位处。注意不可过热，防止烫伤皮肤，每日2次。

4. 主治　先兆流产属气血虚弱者。

处方五

1. 用药　熟地15克，山药15克，苎麻根15克，白芍9克，山栀9克，黄芩炭6克，黄连6克，炙甘草6克。

2. 用穴　气海。（图44）

3. 用法　将上述药物放入砂锅内加水浸泡，按中药煎制方法煎煮，去渣取液。将药液与面粉调和成糊状，趁热敷于穴位处。每日1次。

4. 主治　先兆流产属血热盛者。

处方六

1. 用药　太子参15克，山药15克，熟地15克，菟丝子10克，阿胶10克，藕节炭10克，生地10克，黄芩6克，炒白芍6克，乌梅6克，石斛6克，五味子6克。

2. 用穴　子宫。（图75）

3. 用法　将上述药物放入砂锅内加水浸泡，按中药煎制方法煎煮，去渣取液。将药液与面粉调和成糊状，趁热敷于穴位处。每日 1 次。

4. 主治　先兆流产属血热盛者。

处方七

1. 用药　黄芪 25 克，当归 25 克，党参 15 克，菟丝子 15 克，生地 10 克，熟地 10 克，续断 10 克，桑寄生 10 克，阿胶 10 克，艾叶炭 10 克，白芍 10 克，砂仁 6 克，川芎 6 克，植物油 500 克，黄丹 250 克。

2. 用穴　关元（图 37）、血海（图 82）。

（1）关元：在下腹部，脐中下 3 寸，前正中线上。

（2）血海：在股前区，髌底内侧端上 2 寸，股内侧肌隆起处。

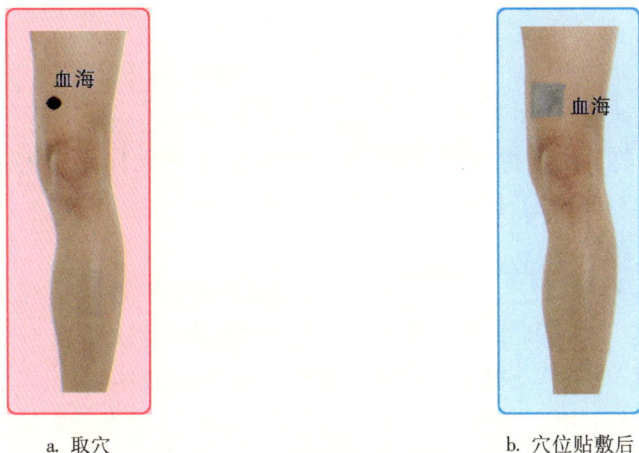

a. 取穴　　　　　　　　b. 穴位贴敷后

图 82　先兆流产处方七

3. 用法　将上述药物研成细末，与植物油一同按膏药的制作方法熬至滴水成珠时用黄丹收膏，装瓶密封。用时取膏药适量，烘热，涂于牛皮纸或棉布上，分别贴于穴位处，三日换药 1 次。

4. 主治　先兆流产有外伤者。

处方八

1. 用药　煅龙骨 50 克，当归 50 克，炒黄芩 50 克，益母草 50 克，生地黄 50 克，炙黄芪 25 克，炒白术 25 克，肉苁蓉 25 克，白芍 25 克，续断 25 克，植物油 700 克，黄丹 300 克。

2. 用穴　关元（图 37）、命门（图 80）。

3. 用法　煅龙骨水飞成末，其余药物研成细末，与植物油一同按膏药的制作方法熬至滴水成珠时用黄丹收膏，均匀拌入龙骨粉，装瓶密封。用时取膏药适量，烘热，涂于牛皮纸或棉布上，分别贴于穴位处。每周换药 1 次。

4. 主治　先兆流产。

处方九

1. 用药　熟地黄90克，党参60克，酒炒当归60克，酒炒黄芩40克，山药40克，白术40克，酒炒川芎15克，酒炒白芍15克，陈皮15克，苏梗15克，香附15克，杜仲15克，续断15克，贝母15克，植物油700克，黄丹300克。

2. 用穴　肾俞。（图19）

3. 用法　将上述药物研成细末，与植物油一同按膏药的制作方法熬至滴水成珠时用黄丹收膏，装瓶密封。用时取膏药适量，烘热，涂于牛皮纸或棉布上，分别贴于穴位处。每周换药1次。

4. 主治　先兆流产。

处方十

1. 用药　杜仲10克，白芍10克，黄连3克，饴糖适量。

2. 用穴　神阙。（图3）

3. 用法　将上述药物研成细末，饴糖熬水，二者搅拌成糊状，取适量涂于穴位上，盖以纱布，胶布固定。每周换药1次。

4. 主治　先兆流产。

【附记】　孕妇发现自己有先兆流产迹象时需尽快到医院检查，以明确病因和胎儿的状况。适合保胎时应在医生的指导下进行保胎治疗；如查明胎儿已死亡或难免流产，应尽早终止妊娠，防止出血及感染。保胎期间，戒怒戒悲，不要有思想顾虑和精神负担。注意卧床休息，严禁性生活，避免不必要的阴道检查，以减少对子宫的刺激。合理饮食加强营养，避免风寒侵袭，起居以平和为上。

第十节　产后尿潴留

【概述】　产后尿潴留是指妇女产后8小时尚不能正常排尿而使膀胱内潴留大量尿液的特征，是产后常见的并发症之一。临床表现为产后膀胱区有阵发性收缩性疼痛和高度尿意，但不能排尿。下腹中部隆起，膀胱充胀。西医学认为，主要原因是由于第二产程滞产。胎儿产出时压迫膀胱及盆底的时间过长，产生暂时性神经支配障碍，以及会阴切口的疼痛反射、膀胱尿道口水肿等因素。本病在中医学中属于"癃闭"范畴。

【临床表现】　以妇女生产过后小便排出困难甚至点滴不出为主症。

【穴位贴敷治疗】

处方一

1. 用药　艾叶60克，菖蒲30克，肉桂15克。

2. 用穴　神阙。（图3）

3. 用法　将上述药物研成细末，炒热后装入布袋内，热敷穴位处。注意热敷时不可过热，防止烫伤皮肤。每日 1 次。

4. 主治　产后癃闭属肾气不足者。

处方二

1. 用药　韭菜 60 克，葱白 30 克，食盐 100 克。

2. 用穴　神阙。（图 3）

3. 用法　韭菜捣烂填于穴位中，食盐炒热后装入布袋内，热敷穴位处。注意热敷时不可过热，防止烫伤皮肤，每日 2 次。

4. 主治　产后癃闭属肾气不足者。

处方三

1. 用药　党参 30 克，当归 15 克，川芎 9 克，柴胡 9 克，升麻 9 克。

2. 用穴　关元。（图 37）

关元：在下腹部，脐中下 3 寸，前正中线上。

3. 用法　将上述药物研成细末，与植物油一同按膏药的制作方法熬至滴水成珠时用黄丹收膏，装瓶密封。用时取膏药适量，烘热，涂于牛皮纸或棉布上，分别贴于穴位处。每日或隔日换药 1 次。

4. 主治　产后癃闭属中气虚弱者。

处方四

1. 用药　麝香 0.3 克，血竭 1 克。

2. 用穴　神阙。（图 3）

3. 用法　将上述药物研成细末，填于脐中，胶布固定。每日 1 次。

4. 主治　产后癃闭属瘀血内阻者。

处方五

1. 用药　磁石 5 克，商陆 5 克，麝香 0.1 克。

2. 用穴　关元。（图 37）

3. 用法　将磁石、商陆研成细末后与麝香混合均匀，取适量铺于穴位上，胶布固定。每日 1 次。

4. 主治　产后癃闭。

处方六

1. 用药　姜皮 15 克，葱白 30 克，食盐适量。

2. 用穴　神阙。（图 3）

3. 用法　姜皮切末，葱白捣烂与姜皮、食盐一同炒热后填于脐中，盖以纱布，用热水袋或炒热的盐粒袋热敷，注意热敷时不可过热，防止烫伤皮肤。每日 1 次。

4. 主治　产后癃闭。

处方七

1. 用药　冬葵子3克，滑石3克，栀子3克，田螺3只，葱白适量。

2. 用穴　肾俞。（图81）

肾俞：在脊柱区，第2腰椎棘突下，后正中线旁开1.5寸。

3. 用法　冬葵子、滑石、栀子研成细末，田螺与葱白捣烂成泥状，二者混合均匀，取适量涂于穴位上，盖以纱布，胶布固定。每日1次。

4. 主治　产后癃闭。

【附记】　产后癃闭是可以采取措施预防的，最好的方法是产妇在产后6~8小时主动排尿。排尿时应放松心情，排除顾虑，集中注意力于小便上。如果不习惯在床上排尿可坐起来一试。此外热水熏蒸或冲洗尿道口周围、小腹区域按摩、流水声音诱导都可以帮助排尿。若采取以上方法仍旧无法排尿，应及时进行导尿，防止尿潴留而引起感染。

第十一节　遗　精

【概述】　遗精是指在非性交的情况下精液自行泄出的现象，有生理性与病理性的不同，这种现象并无规律可言。在梦境中遗精者为"梦遗"；无梦而遗，甚至清醒时精液自行滑出者为"滑精"；有梦而遗往往是清醒时滑精的初起阶段，梦遗、滑精是遗精轻重不同的两种证候。中医认为遗精多由肾虚精关不固，或心肾不交，或湿热下注所致。西医可见于包茎、包皮过长、尿道炎、性神经衰弱、慢性前列腺炎、慢性消耗性疾病等。

【临床表现】　频繁遗精，或梦遗，或滑精，每周2次以上。伴见头晕目眩、神疲乏力、精神不振、腰膝酸软等。

【穴位贴敷治疗】

处方一

1. 用药　鲜紫花地丁30克。

2. 用穴　神阙。（图3）

3. 用法　将紫花地丁捣烂成泥状，填于脐中，盖以纱布，胶布固定。每日1次。

4. 主治　遗精属湿热下注者。

处方二

1. 用药　川楝子10克，龙骨10克，牡蛎10克，川芎100克，当归100克，赤芍100克，白芷100克，细辛50克，发团30克，麻油适量，黄丹适量。

2. 用穴　气海（图44）、关元（图37）。

3. 用法　将川楝子、龙骨、牡蛎研成细末；其余药物按膏药的制作方法麻油熬制，黄丹收膏。用时将药末掺入膏中，取适量涂于穴位上，盖以纱布，胶布固定。

4. 主治　遗精属湿热下注者。

处方三

1. 用药　黄柏20克，知母20克，茯苓20克，枣仁20克，五倍子50克，蜂蜜适量。

2. 用穴　神阙。（图83）

3. 用法　将上述药物研成细末，用蜂蜜调成糊状，制成药饼，放于穴位上，盖以纱布，胶布固定。每日1次，10次为1疗程。

4. 主治　遗精属肝火亢盛者。

处方四

1. 用药　川椒50克，韭菜籽20克，附片20克，肉桂20克，蛇床子20克，独头蒜200克，麻油适量，黄丹适量。

2. 用穴　曲骨、神阙、关元。（图83）

（1）曲骨：在下腹部，当前正中线上，耻骨联合上缘的中线处。

（2）神阙：在脐区，脐中央。

（3）关元：在下腹部，脐中下3寸，前正中线上。

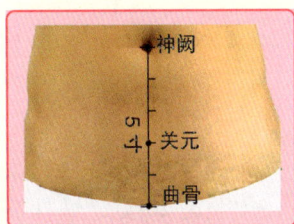
a. 取穴

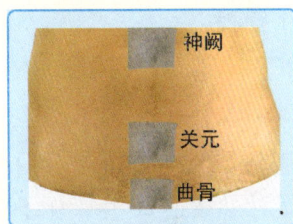
b. 穴位贴敷后

图83　遗精处方四

3. 用法　将川椒、韭菜籽、附片、肉桂、蛇床子研成细末，与独头蒜一同捣成泥状，浸入麻油中，按膏药的制作方法熬至滴水成珠时用黄丹收膏，装瓶密封。用时取膏药适量，烘热，涂于牛皮纸或棉布上，分别贴于穴位处。用灸条在膏药上回旋灸10分钟，每日1次。

4. 主治　遗精属脾肾阳虚者。

处方五

1. 用药　牡蛎30克，芡实30克，龙骨30克，沙苑子30克，补骨脂20克，五味子 20 克，龟甲 20 克，菟丝子 15 克，米醋适量。

2. 用穴　涌泉。（图 23）

3. 用法　上述药物研成细末，用米醋调成糊状，取适量涂于穴位上，盖以纱布，胶布固定。每日 1 次，7 次为 1 疗程。

4. 主治　遗精属脾肾阳虚者。

处方六

1. 用药　芒硝 30 克。

2. 用穴　劳宫。（图 84）

劳宫：在掌区，横平第 3 掌指关节近端，第 2、3 掌骨之间偏于第 3 掌骨。

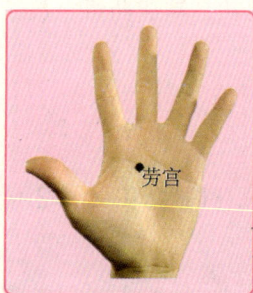
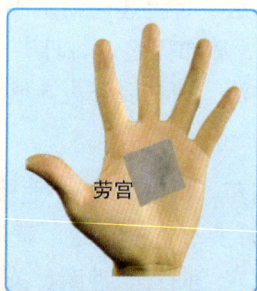

a. 取穴　　　　　　　　　　　　b. 穴位贴敷后

图 84　遗精处方六

3. 用法　将芒硝装入纱布袋内，放入手心握紧，任其自然熔化。每日 2 次，10 次为 1 疗程。

4. 主治　遗精属以虚火旺者。

处方七

1. 用药　生地黄 20 克，白芍 20 克，川芎 20 克，酒炒黄柏 20 克，蜜炒知母 20 克，姜汁炒黄连 20 克，栀子 20 克，炮姜 20 克，山萸肉 20 克，煅牡蛎 20 克，麻油适量，黄丹适量。

2. 用穴　肾俞。（图 81）

肾俞：在脊柱区，第 2 腰椎棘突下，后正中线旁开 1.5 寸。

3. 用法　将上述药物研成细末，与麻油一同按膏药的制作方法熬至滴水成珠时用黄丹收膏，装瓶密封。用时取膏药适量，烘热，涂于牛皮纸或棉布上，分别贴于穴位处。每日或隔日换药 1 次。

4. 主治　遗精属以虚火旺者。

处方八

1. 用药　黄连 10 克，肉桂 10 克，养心安神膏适量。

2. 用穴　膻中。（图 49）

3. 用法 将黄连与肉桂研成细末，掺入养心安神膏中，取适量涂于穴位处，盖以纱布，胶布固定。每日 1 次，10 次为 1 疗程。

4. 主治 遗精属心肾不交者。

处方九

1. 用药 桑螵蛸 30 克，远志 30 克，龙骨 30 克，当归 30 克，茯苓 30 克，党参 30 克，龟甲 20 克，米醋适量。

2. 用穴 涌泉。（图 23）

3. 用法 上述药物研成细末，用米醋调成糊状，取适量涂于穴位上，盖以纱布，胶布固定。每日 1 次，7 次为 1 疗程。

4. 主治 遗精属心肾不交者。

处方十

1. 用药 金樱子 10 克，芡实 6 克，煅牡蛎 10 克，刺猬皮 10 克，硫黄 6 克。

2. 用穴 神阙。（图 3）

3. 用法 上述药物研成细末，用清水调成糊状，取适量填于脐中，盖以纱布，胶布固定。用炒热的盐粒袋热敷，每日 1 次，每次 30 分钟。

4. 主治 遗精属肾阳虚者。

处方十一

1. 用药 金樱子 10 克，芡实 6 克，煅牡蛎 10 克，刺猬皮 10 克，龟板 3 克，女贞子 3 克，旱莲草 3 克。

2. 用穴 神阙。（图 3）

3. 用法 上述药物研成细末，用清水调成糊状，取适量填于脐中，盖以纱布，胶布固定。用炒热的盐粒袋热敷，每日 1 次，每次 30 分钟。

4. 主治 遗精属肾阴虚者。

处方十二

1. 用药 金樱子 10 克，牡蛎 15 克，芡实 20 克，莲子肉 10 克，益智仁 10 克，白蒺藜 10 克。

2. 用穴 关元（图 37）、气海（图 44）、肾俞（图 81）。

3. 用法 将上述药物研成细末。用棉布制成两个 20 厘米见方的布袋，内铺薄棉花。将药末均匀的撒在棉花上，将布袋封口，日夜系于下腹及腰部，每 5 日更换药末 1 次。5～7 次为 1 疗程。

4. 主治 遗精。

【附记】 遗精的预防保健很重要，首先勿把生理现象视为疾病，增加精神负担。成人未婚或婚后久别 1～2 周出现 1 次遗精，遗精后并无不适，属于生理现象，千万不要为此忧心忡忡。确诊此病后不要过分紧张。遗精时不要中途忍精，不要用手捏住阴茎阻止精液流出，以免败精贮留精宫，变生他病。遗精后不要受凉，更不要用冷水洗涤，以防寒邪乘虚而入。要消除杂念，戒除手淫。适当参加体育活动以增强体质，陶冶情操。少进进食茶、咖啡、葱蒜等辛辣刺激性物品。不用烫水洗澡，睡时宜屈膝侧卧位，被褥不宜过厚，内裤不宜过紧。最后应积极对症治疗相关疾病。

第十二节　前列腺增生

【概述】　前列腺增生是老年男性常见的疾病，又称为良性前列腺增生、前列腺肥大，主要是由于前列腺的平滑肌组织、纤维组织和腺体组织细胞极度生长与增多，引起前列腺体积增大。临床表现为排尿异常，膀胱受压迫刺激可产生尿频、尿急、夜尿增多等症状；尿路阻塞可产生排尿无力、尿线变细、排尿不尽等症状；梗阻严重时可因受凉、饮酒、憋尿时间过长或感染等原因导致尿液无法排出而发生急性尿潴留。

【临床表现】　急性前列腺炎多发于 20 ~ 40 岁青壮年，临床上首先出现寒战、高热，继之出现尿频、尿急、尿痛，甚则尿血，会阴部胀痛，严重者可致尿潴留。

慢性前列腺炎表现为轻度的尿频、尿急、尿痛，终尿有白色分泌物滴出，会阴、腰骶、小腹及外生殖器刺痛及坠胀感，性功能障碍。

【穴位贴敷治疗】

处方一

1. 用药　巴豆 15 克，黄连 15 克，葱白适量。
2. 用穴　神阙。（图 3）
3. 用法　将上述药物研成细末，葱白榨汁，二者混合成糊状，制成药饼，置于脐上，用艾条灸烤。
4. 主治　前列腺增生属湿热下注者。

处方二

1. 用药　皂矾 10 克，黄药子 10 克。
2. 用穴　神阙。（图 3）
3. 用法　将上述药物研成细末，取适量填于穴位中，盖以纱布，徐徐滴入清水使药物在脐中溶化吸收。每日 1 次。
4. 主治　前列腺增生属湿热下注者。

处方三

1. 用药　大蒜一枚，栀子 3 克，食盐适量。

2. 用穴　神阙。（图3）

3. 用法　将上述药物一同捣烂成糊状，取适量填于穴位中，盖以纱布，胶布固定。隔日1次。

4. 主治　前列腺增生属肺热壅盛者。

处方四

1. 用药　生姜30克，葱白20克，豆豉20克，穿山甲15克，盐3克，大蒜2头，黄酒适量。

2. 用穴　神阙。（图3）

3. 用法　将上述药物一同捣烂成糊状，制成药饼，烘热后贴于穴位上，胶布固定。

4. 主治　前列腺增生属肺热壅盛者。

处方五

1. 用药　皂角15克，半夏10克，麝香0.3克，面粉适量，黄酒适量，生姜适量。

2. 用穴　神阙。（图3）

3. 用法　皂角与半夏研成细末，与麝香、面粉拌匀，生姜榨汁，用黄酒、生姜汁将面粉与药末调成糊状，制为药饼。用时敷于穴位上并用胶布固定，热水袋或炒热的盐粒袋热敷，注意热敷时不可过热，防止烫伤皮肤。每日1次。

4. 主治　前列腺增生属肝郁气滞者。

处方六

1. 用药　生甘遂9克，冰片6克。

2. 用穴　中极（图85）。

中极：在下腹部，脐中下4寸，前正中线上。

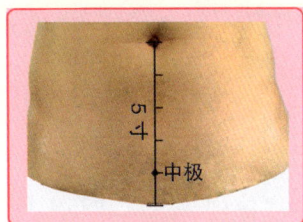
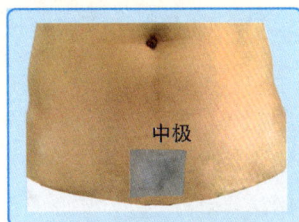

a. 取穴　　　　　　　　　　　　　b. 穴位贴敷后

图85　前列腺增生处方六

3. 用法　将上述药物研成细末，加入适量面粉，用清水调成糊状，取适量涂于穴位上，盖以纱布，胶布固定。用热水袋或炒热的盐粒袋热敷，每日1次。

4. 主治　前列腺增生属下焦瘀阻者。

处方七

1. 用药　麝香0.3克，血竭1克。
2. 用穴　神阙。(图3)
3. 用法　将上述药物研成细末，填于脐中，胶布固定。每日1次。
4. 主治　前列腺增生属下焦瘀阻者。

处方八

1. 用药　党参30克，当归15克，川芎9克，柴胡9克，升麻9克。
2. 用穴　会阴。(图45)
3. 用法　将上述药物研成细末，与植物油一同按膏药的制作方法熬至滴水成珠时用黄丹收膏，装瓶密封。用时取膏药适量，烘热，涂于牛皮纸或棉布上，分别贴于穴位处。每日或隔日换药1次。
4. 主治　前列腺增生属中气不足者。

处方九

1. 用药　艾叶60克，石菖蒲30克。
2. 用穴　神阙。(图3)
3. 用法　将上述药物研成细末，炒热后装入布袋内，热敷穴位处。注意热敷时不可过热，防止烫伤皮肤。每日1次。
4. 主治　前列腺增生属中气不足者。

处方十

1. 用药　①大蒜120克，芒硝30克。②大黄150克，食醋200毫升。
2. 用穴　肾俞、膀胱俞。(图46)
3. 用法　大蒜与芒硝一同捣烂成糊状，取适量敷于穴位处。第二日取大黄与食醋调和成糊状，取适量敷于穴位处。两种方法轮换使用。
4. 主治　前列腺增生属肾阳虚衰者。

处方十一

1. 用药　白胡椒5克，麝香1克。
2. 用穴　神阙。(图3)
3. 用法　将上述药物研成细末，混匀后填入穴位中，盖以纱布，胶布密封固定。一周后取下，每两周贴敷1次。
4. 主治　前列腺增生。

【附记】　中老年男性可从以下几方面改善前列腺增生的症状：适量饮水，不憋尿；适度参加体育锻炼，避免久坐，同时注意休息，避免过度劳累；清淡饮食，减少辛辣刺激，忌烟忌酒；及时治疗膀胱炎、尿路结石等对本病有影响的疾病。

第十三节　鞘膜积液

【概述】　鞘膜积液，中医称为"水疝"，是指鞘膜腔内有过多的液体存留，超过正常量而形成囊肿者，其概念包括鞘膜积水、鞘膜积血、鞘膜积脓和鞘膜乳糜肿。鞘膜积液的病因较多，炎症、外伤、肿瘤等阴囊和睾丸病变均可引起本病，临床以睾丸鞘膜积液最为常见。主要表现为阴囊下坠不适，皮肤紧张，皮面发亮，触之光滑有囊性感。

【临床表现】　阴囊下坠不适，肿胀、疼痛，皮肤紧张，皮面发亮，触之光滑有囊性感。

【穴位贴敷治疗】

处方一

1. 用药　汉防已 15 克，川芎 15 克，小茴香 15 克，川椒 15 克，艾叶 15 克，白矾 10 克。

2. 用穴　阿是穴。

3. 用法　白矾研成细末，其余药物放入砂锅内加水浸泡，按中药煎制方法煎煮，去渣取液，药液中加入白矾，待热度适宜时用纱布或棉花沾取药液，敷于患处。每日 2～3 次。

4. 主治　鞘膜积液。

处方二

1. 用药　五倍子 30 克，枯矾 30 克，肉桂 10 克。

2. 用穴　阿是穴。

3. 用法　将上述药物放入砂锅内加水浸泡，按中药煎制方法煎煮，去渣取液。用纱布沾取药液，趁热湿敷于患处。注意药液温度，以免烫伤皮肤，每日 2 次，每次 30 分钟。

4. 主治　鞘膜积液。

处方三

1. 用药　肉桂 30 克，冰片 10 克，鸡蛋一枚。

2. 用穴　阿是穴。

3. 用法　上述药物研成细末，用鸡蛋清调成糊状，取适量涂于患处，纱布包扎固定。每日 1 次。

4. 主治　鞘膜积液。

处方四

1. 用药　金银花 15 克，蝉蜕 15 克，紫苏叶 9 克。

2. 用穴　阿是穴。

3. 用法　将上述药物放入砂锅内加水浸泡，按中药煎制方法煎煮，去渣取液。用纱布沾取药液，趁热湿敷于患处。注意药液温度，以免烫伤皮肤，每日2次，每次30分钟。

4. 主治　小儿鞘膜积液。

处方五

1. 用药　生石膏15克，煅牡蛎15克，鸡蛋一枚。

2. 用穴　阿是穴。

3. 用法　上述药物研成细末，用鸡蛋清调成糊状，取适量涂于患处，纱布包扎固定。每日1次，每次8小时。

4. 主治　小儿鞘膜积液。

处方六

1. 用药　煅牡蛎12克，干地龙8克，麻油适量。

2. 用穴　阿是穴。

3. 用法　上述药物研成细末，用麻油调成糊状，取适量涂于患处，纱布包扎固定。

4. 主治　小儿鞘膜积液。

处方七

1. 用药　母丁香15克。

2. 用穴　神阙。（图3）

3. 用法　将丁香研成细末，取适量填于脐中，盖以纱布，胶布固定，隔日换药1次。

4. 主治　继发性鞘膜积液。

【附记】　鞘膜积液患者在治疗过程中应注意保暖，适当锻炼身体，增强体质。不宜过度劳累，防止用力负重，有必要时使用阴囊托带兜起阴囊，以利积液吸收。注意阴部卫生，保持阴茎及阴囊清洁，防止感染。饮食上忌辛辣生冷之物，忌烟限酒。此外若诊断为继发性鞘膜积液，应积极治疗原发病灶，并根据原发病灶的部位而采取相应的预防护理措施。

第四章 儿科疾病穴位贴敷疗法

第一节 小儿发热

【概述】 发热是儿科最常见的病症，引起小儿发热的原因很多，主要有感染和非感染两大类因素，常见的有积食、风寒、生长热、受惊吓等。按发热的缓急、病程长短可分为急性发热、长期发热。按发热的程度分为低热、中等热、高热、超高热。儿科最多见者为急性发热，大多由急性细菌或病毒感染所致。如果没有其他明显症状或已知病因，腋温39.5℃以下是安全温度，可以按照本章节介绍的方法处理，若温度高于39.5℃或患儿精神萎靡不振，终日昏睡露睛则需立即送往医院救治。

【临床表现】 急性发热：起病急，病情在2周以内；长期发热：持续发热在2周以上者。低热：口温37.5℃~38℃；中等热：口温38℃~39℃；高热：口温39℃~41℃；超高热：口温41℃以上。

【穴位贴敷治疗】

处方一

1. 用药 薄荷30克，大黄15克，当归15克，赤芍15克，甘草15克，炒僵蚕6克，滑石30克，甘草10克，麻油500克，黄丹250克。

2. 用穴 膻中。（图86）

膻中：在胸部，横平第4肋间隙，前正中线上。

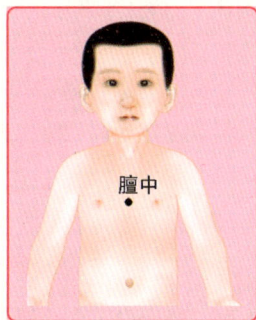
a. 取穴

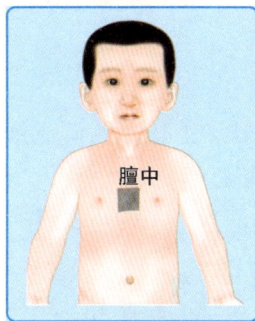
b. 穴位贴敷后

图86 小儿发热处方

119

3. 用法　滑石、甘草研成细末，其余药物与植物油一同按膏药的制作方法熬至滴水成珠时加入滑石及甘草末，拌匀后用黄丹收膏，装瓶密封。用时取膏药适量，烘热，涂于牛皮纸或棉布上，贴于穴位处。每日或隔日换药 1 次。

4. 主治　小儿风寒表热。

处方二

1. 用药　金银花 10 克，连翘 10 克，板蓝根 10 克，薄荷 10 克，黄芩 10 克，生石膏 15 克，葱白适量。

2. 用穴　劳宫（图 88）、大椎（图 87）。

（1）劳宫：在掌区，横平第 3 掌指关节近端，第 2、3 掌骨之间偏于第 3 掌骨。

（2）大椎：在脊柱区，第 7 颈椎棘突下凹陷中，后正中线上。

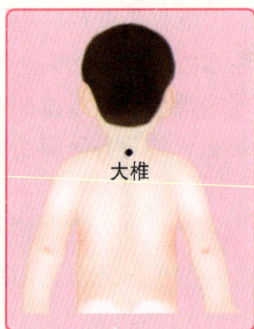
a. 取穴

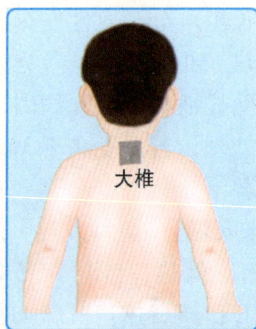
b. 穴位贴敷后

图 87　小儿发热处方二

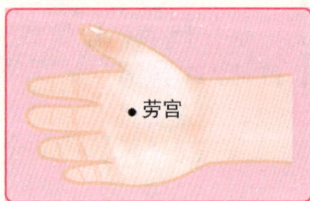
a. 取穴

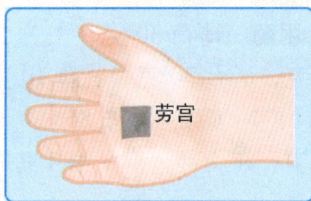
b. 穴位贴敷后

图 88　小儿发热处方二

3. 用法　上述药物研成细末，葱白捣烂，二者调和成糊状。取适量涂于穴位上，盖以纱布，胶布固定，热退后揭除。

4. 主治　小儿风寒表热。

处方三

1. 用药　生石膏 50 克，青蒿 50 克，蒲公英 20 克，黄芩 10 克，蝉衣 2 个。

2. 用穴　大椎、肺俞、涌泉。（图 89）

（1）大椎：在脊柱区，第 7 颈椎棘突下凹陷中，后正中线上。

（2）肺俞：在脊柱区，第3胸椎棘突下，后正中线旁开1.5寸。

（3）涌泉：在足底，屈足卷趾时足心最凹陷处。

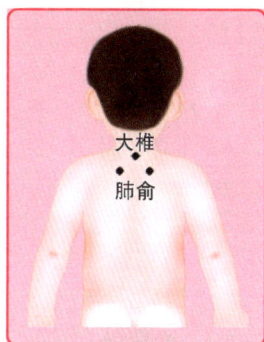

a. 取穴

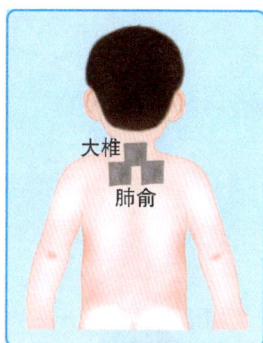

b. 穴位贴敷后

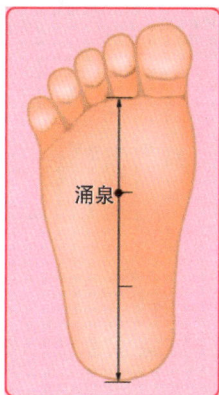

c. 取穴

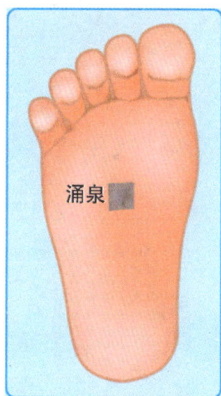

d. 穴位贴敷后

图89　小儿发热处方三

3. 用法　上述药物研成细末，用清水调成糊状，取适量涂于穴位上，盖以纱布，胶布固定，热退后揭除。

4. 主治　小儿伤暑发热。

处方四

1. 用药　生石膏15克，生栀子15克，绿豆30克，鸡蛋1个。

2. 用穴　劳宫（图88）、膻中（图86）、涌泉（图88）。

（1）劳宫：在掌区，横平第3掌指关节近端，第2、3掌骨之间偏于第3掌骨。

（2）膻中：在胸部，横平第4肋间隙，前正中线上。

（3）涌泉：在足底，屈足卷趾时足心最凹陷处。

3. 用法　上述药物研成细末，用鸡蛋清调成糊状，取适量涂于穴位上，盖以纱布，胶布固定，热退后拭去。

4. 主治　小儿内热蕴炽。

处方五

1. 用药　山栀子 10 克，地骨皮 5 克，钩藤 3 克，蜂蜜适量。

2. 用穴　神阙（图 90）、涌泉（图 89）、劳宫（图 88）。

（1）神阙：在脐区，脐中央。

（2）涌泉：在足底，屈足卷趾时足心最凹陷处。

（3）劳宫：在掌区，横平第 3 掌指关节近端，第 2、3 掌骨之间偏于第 3 掌骨。

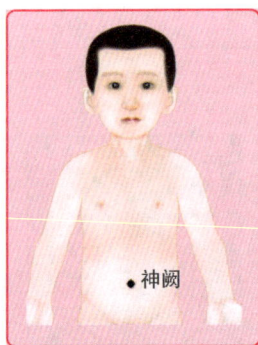
a. 取穴

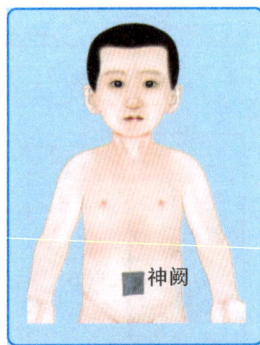
b. 穴位贴敷后

图 90　小儿发热处方五

3. 用法　上述药物研成细末，用蜂蜜调成糊状，取适量涂于穴位上，盖以纱布，胶布固定，热退后揭除。

4. 主治　小儿阴虚潮热。

处方六

1. 用药　生山栀 10 克，白酒适量。

2. 用穴　涌泉、内关。（图 91）

（1）涌泉：在足底，屈足卷趾时足心最凹陷处。

（2）内关：在前臂前区，腕掌侧远端横纹上 2 寸，掌长肌腱与桡侧腕屈肌腱之间。

3. 用法　生山栀研碎用白酒浸泡 1 ~ 3 小时，去渣取液，将药液与面粉调和成糊状，制成硬币大小的药饼，分别贴于穴位处，胶布固定。

4. 主治　小儿发热。

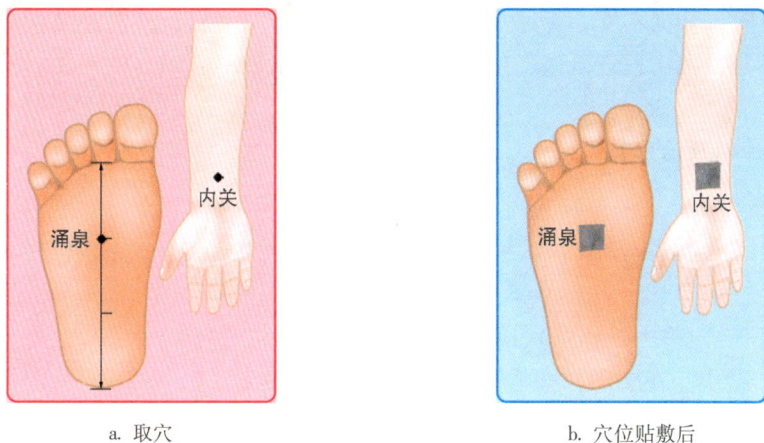

a. 取穴   b. 穴位贴敷后

图91 小儿发热处方六

处方七

1. 用药　蒲公英10克，板蓝根10克，香薷5克，桔梗5克，麻黄3克。

2. 用穴　神阙。（图90）

3. 用法　上述药物研成细末，用清水调成糊状，取适量填于穴位中，盖以纱布，胶布固定，热退后揭除。

4. 主治　小儿发热。

【附记】　小儿发热初起首先要根据最近发生的事情判断原因，可能与着凉、受热、伤食、流行病、婴儿急疹等有关，只要患儿精神状态良好，玩乐自如，饮食二便正常就没有问题。若体温超过39℃或患儿精神萎靡，手脚冰凉，大汗淋漓，则应在稍加处理后，即送医院治疗。切忌不辨原因的随意使用退烧药、感冒药或其他药物。如小儿伴有食积症状，应先助消化，忌食生冷油腻。此外小儿发热切不可见热就捂汗。房间应经常通风，避免闷热潮湿，患儿只要保持腹背和脚暖即可，鼓励患儿多呼吸新鲜空气。

第二节　小儿肺炎

【概述】　肺炎是儿科最常见的呼吸道疾病，常因为小儿感冒、气管炎等疾病向肺部迁延而成，以细菌和病毒引起的最为多见。小儿肺炎的主要表现为发热、咳嗽、喘急，有时有鼻翼煽动，严重者可出现口唇青紫、呼吸衰竭等现象。体弱的新生儿反应能力差，患肺炎时症状不典型，无发热或咳嗽，但可见口吐白色泡沫、不吃奶、皮肤及面色灰白、四肢发凉等症状，家长如发现以上症状应特别警惕，及时就医。

【临床表现】　起病较急，发热、咳嗽、气促、鼻煽、痰鸣，或有轻度紫绀。

病情严重时，喘促不安，烦躁不宁，面色灰白，紫绀加重，或高热持续不退。禀赋不足患儿，常病程迁延。新生儿患本病时，可出现不乳，口吐白沫，精神萎靡等症状。

【穴位贴敷治疗】

处方一

1. 用药　白芥子10克，甘遂6克，细辛3克，吴茱萸3克，桔梗3克，白酒适量。

2. 用穴　膻中（图86）、肺俞（图89）。

（1）膻中：在胸部，横平第4肋间隙，前正中线上。

（2）肺俞：在脊柱区，第3胸椎棘突下，后正中线旁开1.5寸。

3. 用法　上述药物研成细末，用白酒调成糊状，取适量涂于穴位上，盖以纱布，胶布固定。每日1次。

4. 主治　小儿肺炎见风寒闭肺者。

处方二

1. 用药　黄连5克，黄芩5克，大黄5克，泽兰5克，薄荷5克，茶叶适量。

2. 用穴　膻中（图86）、大椎（图87）。

（1）膻中：在胸部，横平第4肋间隙，前正中线上。

（2）大椎：在脊柱区，第7颈椎棘突下凹陷中，后正中线上。

3. 用法　上述药物研成细末，用茶水调成糊状，取适量涂于穴位上，盖以纱布，胶布固定。每日1次。

4. 主治　小儿肺炎见风热犯肺者。

处方三

1. 用药　天花粉10克，黄柏10克，乳香10克，没药10克，樟脑10克，大黄10克，生南星10克，白芷10克，食醋适量。

2. 用穴　膻中（图86）、肺俞（图89）。

（1）膻中：在胸部，横平第4肋间隙，前正中线上。

（2）肺俞：在脊柱区，第3胸椎棘突下，后正中线旁开1.5寸。

3. 用法　上述药物研成细末，用食醋调成糊状，取适量涂于穴位上，盖以纱布，胶布固定。每日1次。

4. 主治　小儿肺炎见痰热扰肺者。

处方四

1. 用药　栀子15克，鱼腥草15克，石膏15克，大黄10克，黄芩10克，瓜蒌6克，杏仁6克，莱菔子6克。

2. 用穴　膻中（图86）、涌泉（图89）。

（1）膻中：在胸部，横平第4肋间隙，前正中线上。

（2）涌泉：在足底，屈足卷趾时足心最凹陷处。

3. 用法　上述药物研成细末，用清水调成糊状，取适量涂于穴位上，盖以纱布，胶布固定。每日1次。

4. 主治　小儿肺炎见痰热扰肺者。

处方五

1. 用药　黄柏10克，五倍子10克，桑叶10克，扁豆10克。

2. 用穴　神阙。（图90）

3. 用法　上述药物研成细末，用清水调成糊状，取适量填于穴位中，盖以纱布，胶布固定。每日1次。

4. 主治　小儿肺炎见肺阴不足者。

处方六

1. 用药　茯苓10克，黄芪10克，麦冬10克，白术6克，沙参6克，党参6克，炙甘草3克，蜂蜜适量。

2. 用穴　神阙（图89）。

3. 用法　上述药物研成细末，用蜂蜜调成糊状，取适量填于穴位中，盖以纱布，胶布固定。每日1次。

4. 主治　小儿肺炎见脾肺气虚者。

处方七

1. 用药　白芥子15克，面粉适量。

2. 用穴　肺俞（图89）。

3. 用法　白芥子研成细末，与面粉一同用清水调成糊状，去适量涂于穴位上，盖以纱布，胶布固定。每日1次，每次10~15分钟。

4. 主治　小儿肺炎啰音久不消失。

处方八

1. 用药　神曲30克，麦冬15克，黄芪15克，沙参10克，生白术10克，陈皮10克，枳壳6克，防风6克，甘草6克，植物油500克，黄丹250克。

2. 用穴　神阙。（图90）

3. 用法　将上述药物研成细末，与植物油一同按膏药的制作方法熬至滴水成珠时用黄丹收膏，装瓶密封。用时取膏药适量，烘热，涂于牛皮纸或棉布上，分别贴于穴位处。隔日换药1次。

4. 主治　小儿肺炎后期调理。

处方九

1. 用药　木香 10 克，丁香 10 克，吴茱萸 10 克，麝香 3 克，白酒适量。

2. 用穴　神阙。（图 90）

3. 用法　上述药物研成细末，用白酒调成糊状，取适量填于穴位中，盖以纱布，胶布固定。每日 1 次。

4. 主治　小儿肺炎伴腹胀。

【附记】　小儿肺炎起病急、进展快、变化多、病情可危及生命，其初起症状与感冒相似，家长应掌握这两种儿科常见病的辨别知识。一般说来肺炎发热多在 38℃以上，易持续不退；小儿呼吸急促，胸腔能听到细小水泡音，多有咳喘并常引起呼吸困难；精神状态差且饮食量明显下降；常烦躁、哭闹不安，伴随有睡眠异常。对患儿的护理应注意保持室内空气新鲜，饮食上适当补充水分，给予富于营养且易吸收的食物。若患儿出现高热不退、神昏嗜睡、面色青灰等异常现象应及时就医，以免贻误病情，危及生命。

第三节　小儿疳积

【概述】　疳积多见于 1～5 岁儿童，是疳证与积滞的合称。疳证是指多种原因导致的小儿脾胃受损、气液耗伤，表现为肚腹胀大、青筋外露、面黄发枯、羸瘦萎靡；积滞是指因内伤饮食，气滞不行所形成的乳食内积，脾胃受损，表现为纳呆腹胀、大便不调、呕吐腹泻。值得注意的是随着生活水平的不断提高，小儿疳积的产生原因已由过去的营养不良逐渐变成了营养失衡。家长可针对患儿的症状有选择性地用药。

【临床表现】　形体明显消瘦，肚腹膨胀明显，甚者青筋暴露，面色萎黄无华，毛发稀疏如穗，精神不振，或易烦躁激动，睡眠不宁，或伴动作异常，食欲不振，或多食多便，舌淡，苔薄腻，脉细数。

【穴位贴敷治疗】

处方一

1. 用药　山楂 20 克，麦芽 15 克，陈皮 12 克，木香 12 克，莱菔子 10 克，姜黄 6 克，鸡内金 6 克，砂仁 3 克。

2. 用穴　中脘、胃俞（图 92）。

（1）中脘：在上腹部，脐中上 4 寸，前正中线上。

（2）胃俞：在脊柱区，第 12 胸椎棘突下，后正中线旁开 1.5 寸。

3. 用法　上述药物研成细末，用清水调成糊状，取适量涂于穴位上，盖以纱布，胶布固定。每日 1 次。

4. 主治　小儿疳积属乳食积滞者。

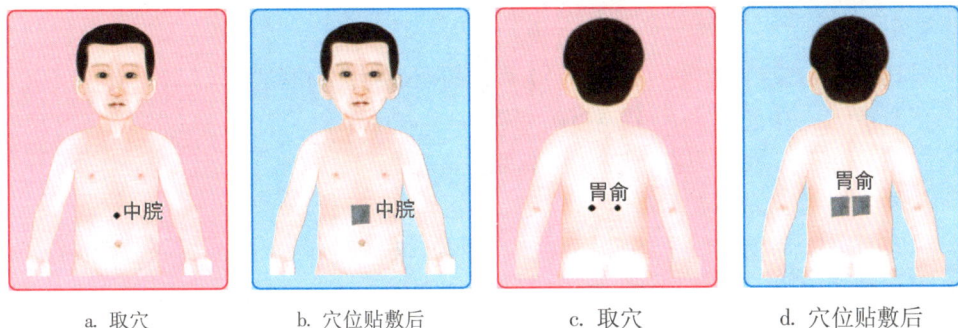

a. 取穴　　　　b. 穴位贴敷后　　　　c. 取穴　　　　d. 穴位贴敷后

图 92　小儿疳积处方一

处方二

1. 用药　白术 30 克，枳实 15 克，焦山楂 15 克，大黄 10 克，食醋适量。

2. 用穴　神阙。(图 90)

3. 用法　上述药物研成细末，用食醋调成糊状，取适量涂于穴位上，盖以纱布，胶布固定。每日 1 次。

4. 主治　小儿疳积属脾虚食滞者。

处方三

1. 用药　粟米 30 克，黍米 30 克，红枣 15 克，黄芪 15 克，杏仁 10 克，生栀 10 克。

2. 用穴　神阙。(图 90)

3. 用法　红枣去核，与粟米、黍米一同蒸熟，黄芪、杏仁、生栀研成细末，将上述药物混匀捣烂如泥状，取适量涂于穴位上，盖以纱布，胶布固定。每日 1 次。

4. 主治　小儿疳积属脾虚食滞者。

处方四

1. 用药　黄芪 12 克，茯苓 12 克，白术 12 克，山楂 12 克，麦芽 12 克，谷芽 12 克，神曲 12 克，陈皮 12 克，厚朴 12 克，槟榔 12 克，益智仁 12 克，山楂 12 克，砂仁 12 克，山药 12 克，莪术 12 克，使君子 12 克，川楝子 12 克，鸡内金 12 克，炙甘草 12 克，植物油 500 克，黄丹 250 克。

2. 用穴　神阙。(图 90)

3. 用法　将上述药物研成细末，与植物油一同按膏药的制作方法熬至滴水成珠时用黄丹收膏，装瓶密封。用时取膏药适量，烘热，涂于牛皮纸或棉布上，分别贴于穴位处。每周换药 1 次，注意小儿皮肤娇嫩，膏药不可过热以免烫伤皮肤。

4. 主治　小儿疳积属气血两亏者。

处方五

1. 用药　艾叶 10 克，吴茱萸 10 克，胡椒 5 克，白酒适量。

2. 用穴　中脘（图 91）、神阙（图 90）。

（1）中脘：在上腹部，脐中上 4 寸，前正中线上。

（2）神阙：在脐区，脐中央。

3. 用法　将艾叶、吴茱萸捣烂，与胡椒、白酒一同炒热，装入布袋内趁热敷于胃脘和腹部，每日 1 次，注意小儿皮肤娇嫩，热敷温度应适宜，以免烫伤皮肤。

4. 主治　小儿疳积见虚寒者。

处方六

1. 用药　生栀仁 10 克，荷叶 10 克，桃仁 5 克，皮硝 5 克，葱白 5 克，樟脑 3 克，鸡蛋一枚，蜂蜜适量。

2. 用穴　神阙（图 90）、涌泉（图 89）。

（1）神阙：在脐区，脐中央。

（2）涌泉：在足底，屈足卷趾时足心最凹陷处。

3. 用法　将上述药物研成细末，用鸡蛋清和等量蜂蜜调成糊状，取适量涂于穴位上，纱布包扎固定。每日 1 次。

4. 主治　小儿疳积见郁热者。

处方七

1. 用药　藿香 10 克，佩兰 10 克，焦山楂 10 克，木香 10 克，砂仁 5 克，蔻仁 5 克，冰片 3 克，食醋适量。

2. 用穴　中脘（图 92）、神阙（图 90）。

（1）中脘：在上腹部，脐中上 4 寸，前正中线上。

（2）神阙：在脐区，脐中央。

3. 用法　将上述药物研成细末，用食醋调和成糊状，取适量涂于穴位上，纱布包扎固定。每日 1 次。

4. 主治　小儿疳积厌食。

处方八

1. 用药　青黛 6 克，厚朴 6 克，丁香 3 克，芒硝 3 克，冰片 1 克，鸡蛋一枚。

2. 用穴　内关（图 91）、神阙（图 90）。

（1）内关：在前臂前区，腕掌侧远端横纹上 2 寸，掌长肌腱与桡侧腕屈肌腱之间。

（2）神阙：在脐区，脐中央。

3. 用法　将上述药物研成细末，用鸡蛋清调和成糊状，取适量涂于穴位上，纱布包扎固定。每日 1 次。

4. 主治　小儿疳积厌食。

处方九

1. 用药　砂仁 10 克，白扁豆 10 克，莱菔子 10 克。

2. 用穴　劳宫。（图 88）

劳宫：在掌区，横平第 3 掌指关节近端，第 2、3 掌骨之间偏于第 3 掌骨。

3. 用法　将上述药物研成细末，用蜂蜜调和成糊状，取适量涂于穴位上，纱布包扎固定。每日 1 次。

4. 主治　小儿疳积。

处方十

1. 用药　桃仁 5 克，杏仁 5 克，南瓜子仁 5 克，薄荷 5 克，冰片 3 克，鸡蛋一枚。

2. 用穴　内关（图 91）、中脘（图 92）。

（1）内关：在前臂前区，腕掌侧远端横纹上 2 寸，掌长肌腱与桡侧腕屈肌腱之间。

（2）中脘：在上腹部，脐中上 4 寸，前正中线上。

3. 用法　将上述药物研成细末，用鸡蛋清调成糊状，取适量涂于穴位上，纱布包扎固定。每日 1 次。

4. 主治　小儿疳积。

【附记】　新生儿提倡母乳喂养，小儿的喂养应遵循先稀后干，先素后荤，先少后多，先软后硬，定时定量的原则，注意营养搭配。疳积患儿须忌零食，如豆制品、糕饼、果仁以及巧克力、奶糖等，以免胀气。挑疳积、捏积、按摩都是有益于恢复的辅助疗法，家长可适当选择运用。鼓励患儿经常户外活动，多晒太阳以增强体质，忌滥服各种补品、补药。

第四节　小儿腹痛

【概述】　小儿腹痛是儿科常见病症，凡胸骨以下、脐两旁及耻骨以上的部位发生疼痛均可统称腹痛。引起小儿腹痛的原因较多，家长应学会通过疼痛的时间、性质、伴随的症状结合腹痛发生前后的生活事件进行判断，切不可随意使用止痛药。常见的小儿腹痛包括寒实腹痛、食积腹痛、寄生虫痛、疝气痛、急性阑尾炎、肠梗阻及胃肠生长痛（习惯性腹痛）等。器质性原因引起的腹痛应及时就医，功能性腹痛可参照本节内容辨证治疗。

【临床表现】　以胸骨以下，脐两旁及耻骨联合以上部位发生疼痛为主症。

【穴位贴敷治疗】

处方一

1. 用药　淡豆豉 10 克，葱白 5 克，生姜 5 克，食盐适量。

2. 用穴　神阙。(图 90)

3. 用法　淡豆豉与葱白、生姜一同捣烂成泥状，取适量填于穴位中，食盐炒热后装入布袋内，热敷穴位处。

4. 主治　小儿寒实腹痛。

处方二

1. 用药　艾叶 10 克，吴茱萸 10 克，胡椒 5 克。

2. 用穴　神阙。(图 90)

3. 用法　上述药物研成细末，填于穴位中，盖以纱布，胶布固定，每日 1 次。

4. 主治　小儿寒实腹痛。

处方三

1. 用药　焦山楂 12 克，炒谷芽 12 克，陈皮 9 克，芍药 9 克，丁香 6 克，木香 6 克，沉香 6 克，小茴香 6 克，香附 3 克。

2. 用穴　阿是穴、胃俞（图 92）。

胃俞：在脊柱区，第 12 胸椎棘突下，后正中线旁开 1.5 寸。

3. 用法　上述药物研成细末，用清水调成糊状，取适量涂于穴位上，盖以纱布，胶布固定。每日 1 次。

4. 主治　小儿食积腹痛。

处方四

1. 用药　生香附 15 克，槟榔 10 克，皂荚 2 个，食盐适量。

2. 用穴　阿是穴。

3. 用法　将上述药物研成细末，与食盐一同炒热后装入布袋内，热敷痛处，冷却后继续炒热再敷。

4. 主治　小儿寄生虫痛。

处方五

1. 用药　百部 10 克，苦楝皮 10 克，雷丸 10 克，乌梅 5 克，蜂蜜适量。

2. 用穴　阿是穴。

3. 用法　将上述药物研成细末，用蜂蜜调和成泥状，制成枣核大小的药丸，夜晚临睡前纳入肛门内。

4. 主治　小儿寄生虫痛。

处方六

1. 用药 葱白 10 克，莱菔子 10 克，生姜 10 克。

2. 用穴 阿是穴。

3. 用法 上述药物一同捣烂后取适量涂于穴位上，盖以纱布，胶布固定。用热水袋或炒热的盐粒袋热敷，每日 1 次。

4. 主治 小儿腹痛。

【附记】 小儿腹痛最重要的是积极寻找病因，切忌随便的采取措施。盲目的按摩可加重肠套叠或刺激寄生虫体；随意热敷则会促进炎症化脓处破溃穿孔，加重病情；而滥用止痛药则会掩盖疼痛的性质，延误医生的诊断和救治。一般说来疝气痛患儿可见站立或用力排便时腹股沟内出现肿胀物或一侧阴囊肿大；肠梗阻患儿可在腹部摸到包块，且伴随频繁呕吐、排气及大便不通；急性阑尾炎患儿的腹痛起于上腹部，经数小时转移并固定于右下腹，可伴随低烧、冷汗、腹部肌肉紧张，拒绝按揉。出现上述情况时家长应带患儿及时就医。

第五节 小儿泄泻

【概述】 小儿脾胃娇嫩，无论感寒伤暑还是饮食不当都可导致泄泻，表现为大便次数增多，粪质稀薄如水，或夹有不消化乳食，或夹有黏液；轻者精神和饮食尚好，重者可见低热、腹胀、尿少，精神萎靡或烦躁不安等症状。本病夏秋季节高发，以婴幼儿多见，年龄愈小，发病率愈高。

【临床表现】 以大便次数增多，粪质稀或如水样，带有不消化食物或黏液为主症。

【穴位贴敷治疗】

处方一

1. 用药 干姜 20 克，高良姜 20 克，葱白 20 克，川椒 20 克，吴茱萸 20 克。

2. 用穴 神阙。（图 90）

3. 用法 葱白捣烂，其余药物研成细末，二者调成糊状，取适量涂于穴位上，盖以纱布，胶布固定。用热水袋或炒热的盐粒袋热敷，泻止则停。

4. 主治 小儿风寒泄泻。

处方二

1. 用药 独头蒜一枚，葱白适量。

2. 用穴 涌泉。（图 89）

涌泉：在足底，屈足卷趾时足心最凹陷处。

3. 用法 大蒜与葱白捣烂贴于涌泉穴，纱布包扎固定，皮肤泛红后取下。

每日 1 次。

4. 主治　小儿风寒泄泻。

处方三

1. 用药　绿豆 10 克，白头翁 10 克，马齿苋 10 克，冰片 3 克，鸡蛋一枚。

2. 用穴　劳宫（图 88）、神阙（图 90）。

3. 用法　上述药物研成细末，用鸡蛋清调成糊状，取适量涂于穴位上，盖以纱布，胶布固定。

4. 主治　小儿湿热泄泻。

处方四

1. 用药　藿香 12 克，葛根 12 克，陈皮 12 克，白芷 6 克，半夏 6 克，泽泻 6 克，薄荷 6 克，樟脑 3 克，茶叶末适量。

2. 用穴　神阙。（图 89）

3. 用法　上述药物研成细末，用茶水调成糊状，取适量填于穴位中，盖以纱布，胶布固定。每日 1 次。

4. 主治　小儿湿热泄泻。

处方五

1. 用药　滑石粉 5 克，胡椒 5 克，鸡内金 3 克。

2. 用穴　中脘（图 92）、神阙（图 90）、脾俞（图 93）。

（1）中脘：在上腹部，脐中上 4 寸，前正中线上。

（2）神阙：在脐区，脐中央。

（3）脾俞：在脊柱区，第 11 胸椎棘突下，后正中线旁开 1.5 寸。

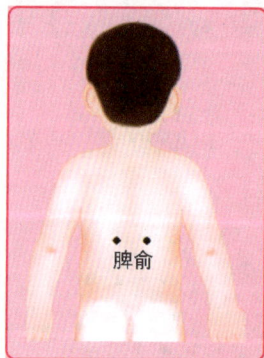
a. 取穴

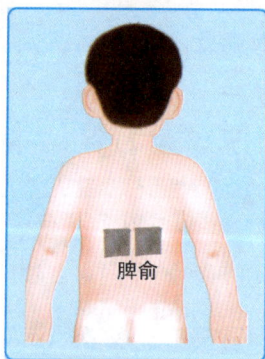
b. 穴位贴敷后

图 93　小儿泄泻处方五

3. 用法　上述药物研成细末，用清水调成糊状，取适量涂于穴位上，盖以纱布，胶布固定。每日 1 次。

4. 主治　小儿伤食泄泻。

处方六

1. 用药　车前子6克，肉桂6克，丁香3克，胡椒3克。
2. 用穴　神阙。（图90）
3. 用法　上述药物研成细末，填于脐中，胶布固定，用热水袋或炒热的盐粒袋热敷，每日1次。
4. 主治　小儿脾虚泄泻。

处方七

1. 用药　苍术6克，吴茱萸6克，丁香6克，肉桂3克，木香3克，肉桂2克，胡椒2克，枳壳2克，冰片1克。
2. 用穴　神阙。（图90）
3. 用法　上述药物研成细末，用清水调成糊状，取适量填于穴位中，盖以纱布，胶布固定。每日1次。
4. 主治　小儿脾虚泄泻。

处方八

1. 用药　丁香，肉桂，吴茱萸，麝香。
2. 用穴　神阙。（图90）
3. 用法　上述药物研成细末，用清水调成糊状，取适量填于穴位中，盖以纱布，胶布固定。每日1次。
4. 主治　小儿阳虚泄泻。

处方九

1. 用药　白芷10克，干姜10克，吴茱萸10克，蜂蜜适量。
2. 用穴　命门。（图94）

命门：在脊柱区，第2腰椎棘突下凹陷中，后正中线上。

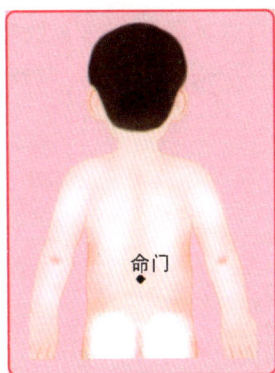 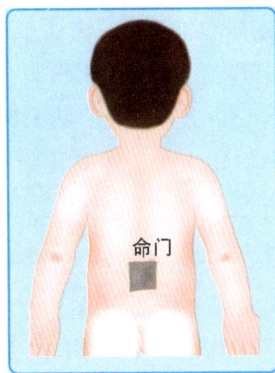

a. 取穴　　　　　　　　　　b. 穴位贴敷后

图94　小儿泄泻处方九

3. 用法　上述药物研成细末，用蜂蜜调成糊状，取适量涂于穴位上，盖以纱布，胶布固定。每日 1 次。

4. 主治　小儿阳虚泄泻。

【附记】　新生儿提倡母乳喂养，逐步添加辅食，不要进食难以消化的食物。对幼儿应教给良好的卫生习惯，饭前便后要洗手消毒。发生腹泻后要少量多次的饮水，以补充丢失的体液。给予富于营养易吸收的食物，减少乳食，避免因脂肪不吸收而反增病情。排便次数增多对臀部皮肤刺激性加大，因此小儿每次便后都要用清水冲洗臀部及会阴，勤换尿布。当出现不能正常饮食，频繁呕吐、泄泻，便中带血或高热寒战，神志异常时应及时就医。

第六节　小儿遗尿

【概述】　小儿遗尿俗称尿床，表现为小儿在睡梦中不自觉的排尿，醒后方知。3 岁以下的小儿发育尚未健全，排尿的正常习惯也未养成，受到精神刺激或游戏过度可发生遗尿，这并不属病态。若超过 3 岁特别是 5 岁以后，每周都出现熟睡中遗尿，则视为遗尿症。

【临床表现】　睡中尿床，数夜或每夜 1 次，甚至一夜数次。

【穴位贴敷治疗】

处方一

1. 用药　覆盆子 30 克，金樱子 30 克，菟丝子 30 克，五味子 30 克，山萸肉 30 克，补骨脂 30 克，桑螵蛸 30 克，丁香 15 克，肉桂 15 克，仙茅 15 克，植物油 500 克，黄丹 250 克。

2. 用穴　神阙。（图 90）

3. 用法　将上述药物研成细末，与植物油一同按膏药的制作方法熬至滴水成珠时用黄丹收膏，装瓶密封。用时取膏药适量，烘热，涂于牛皮纸或棉布上，分别贴于穴位处。每周换药 1 次。

4. 主治　小儿遗尿属肾阳不足者。

处方二

1. 用药　桂枝 12 克，五味子 12 克，牡蛎 12 克，金樱子 12 克，独头蒜一枚。

2. 用穴　腰阳关（图 95）、涌泉（图 89）。

（1）腰阳关：在脊柱区，第 4 腰椎棘突下凹陷中，后正中线上。

（2）涌泉：在足底，屈足卷趾时足心最凹陷处。

3. 用法　将上述药物研成细末，大蒜捣烂，二者调成糊状，取适量涂于穴位上，纱布包扎固定，每日 1 次。

4. 主治　小儿遗尿属肾阳不足者。

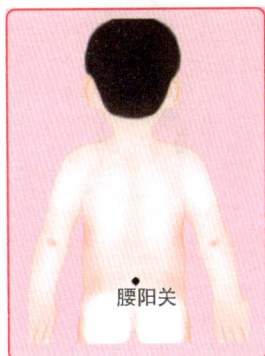

a. 取穴

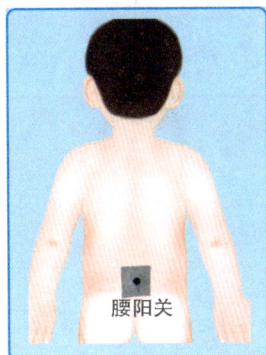

b. 穴位贴敷后

图 95　小儿遗尿处方二

处方三

1. 用药　五味子 10 克，五倍子 10 克，菟丝子 6 克，乌梅 3 克，鸡蛋一枚。

2. 用穴　命门（图 94）、神阙（图 90）。

（1）命门：在脊柱区，第 2 腰椎棘突下凹陷中，后正中线上。

（2）神阙：在脐区，脐中央。

3. 用法　将上述药物研成细末，用鸡蛋清调成糊状，取适量涂于穴位上，纱布包扎固定，每日 1 次。

4. 主治　小儿遗尿属肾阳不足者。

处方四

1. 用药　硫黄 30 克，甘草 30 克，白术 20 克，黄芪 20 克，白矾 10 克。

2. 用穴　神阙。（图 90）

3. 用法　将上述药物研成细末，填于穴位中，胶布固定。

4. 主治　小儿遗尿属脾肺气虚者。

处方五

1. 用药　益智仁 3 克，丁香 3 克，桂圆肉 3 克，八角茴香一个，生姜适量。

2. 用穴　神阙。（图 89）

3. 用法　上述药物研成细末，生姜捣烂与药末混匀后制成药饼。将药饼贴于穴位处，胶布固定。用热水袋或炒热的盐粒袋热敷，每日 1 次。

4. 主治　小儿遗尿属脾肺气虚者。

处方六

1. 用药　白芍 10 克，白及 10 克，白术 10 克，白矾 3 克，葱白适量。

2. 用穴　关元（图96）、涌泉（图89）。

（1）关元：在下腹部，脐中下3寸，前正中线上。

（2）涌泉：在足底，屈足卷趾时足心最凹陷处。

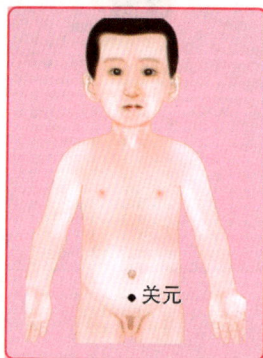
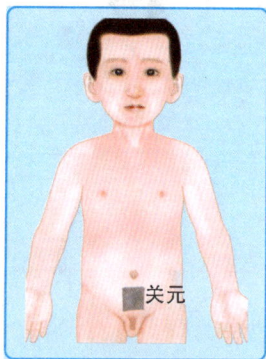

a. 取穴　　　　　　　　　　　　　　　b. 穴位贴敷后

图96　小儿遗尿处方六

3. 用法　上述药物研成细末，葱白捣烂，二者混合成糊状，取适量涂于穴位上，纱布包扎固定，每日1次。

4. 主治　小儿遗尿属脾肺气虚者。

处方七

1. 用药　丁香3克，米饭适量。

2. 用穴　神阙。（图90）

3. 用法　丁香研成细末，加入米饭一同捣烂，二者混合均匀后制成药饼。将药饼贴于穴位处，胶布固定。

4. 主治　小儿遗尿。

处方八

1. 用药　桑螵蛸10克，葱白适量。

2. 用穴　中极、关元。（图97）

（1）中极：在下腹部，脐中下4寸，前正中线上。

（2）关元：在下腹部，脐中下3寸，前正中线上。

3. 用法　桑螵蛸研成细末，与葱白一同捣烂成糊状，取适量涂于穴位上，纱布包扎固定。隔日1次。

4. 主治　小儿遗尿。

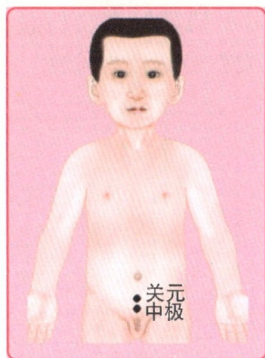 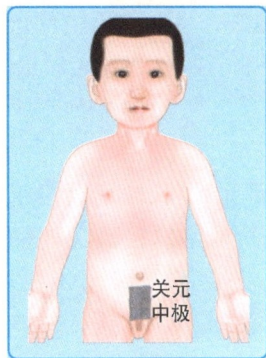

a. 取穴　　　　　　　　　　　　　　b. 穴位贴敷后

图 97　小儿遗尿处方八

处方九

1. 用药　硫黄 30 克，葱白 120 克，食盐 300 克。

2. 用穴　神阙（图 90）、肾俞（图 98）。

（1）神阙：在脐区，脐中央。

（2）肾俞：在脊柱区，第 2 腰椎棘突下，后正中线旁开 1.5 寸。

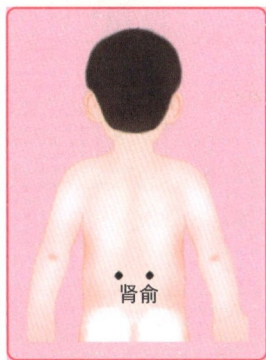 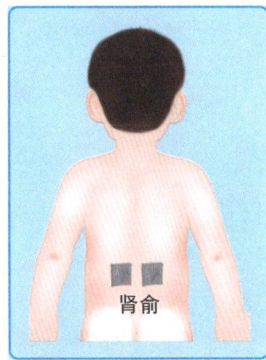

a. 取穴　　　　　　　　　　　　　　b. 穴位贴敷后

图 98　小儿遗尿处方九

3. 用法　硫黄研成细末，与葱白一同捣烂成糊状，取适量涂于穴位上。食盐炒热后装入布袋内，热敷穴位处。注意热敷时不可过度，防止烫伤皮肤。

4. 主治　小儿遗尿。

处方十

1. 用药　川断 30 克，狗脊 30 克，女贞子 30 克，党参 20 克，茯苓 20 克，甘草 6 克。

2. 用穴　涌泉。（图 89）

3. 用法　将上述药物放入砂锅内加水浸泡，按中药煎制方法煎煮，去渣取液。将药液与面粉调和成糊状，制成药饼趁热敷于穴位处。每日1次，注意热敷时不可过度，防止烫伤皮肤。

4. 主治　小儿遗尿。

【附记】　家长应让有遗尿症状的小儿养成良好的作息和卫生习惯。白天避免过度兴奋或剧烈运动以免入睡过深不易醒；晚餐不宜过咸，晚餐后避免喝水，睡前应小便排空膀胱。小儿遗尿后家长切不可斥责，应消除患儿的精神负担，鼓励其配合治疗。

第七节　小儿疝气

【概述】　小儿疝气又称"小肠气"、"脱肠"，是儿科泌尿手术中常见的疾病，以男童多见，表现为阴囊坠胀、肿大，按之柔软有弹性，小儿哭闹、运动及努力解便后肿物增大，平卧休息后肿物即逐渐缩小至完全消失。小儿疝气还可影响消化系统，因而患儿会出现腹胀、腹痛、便秘、厌食等症状。

【临床表现】　通常发生在小儿出生数天或数月后，由于啼哭、咳嗽、运动、便秘等原因，引起腹腔压力增高，腹股沟处出现一包块样鼓起物，平卧休息后缩小或消失。按之柔软有弹性，有一定活动度。伴有小儿腹胀腹痛、恶心厌食，哭闹不安。

【穴位贴敷治疗】

处方一

1. 用药　淡豆豉15克，葱白5克，生姜5克，食盐适量。

2. 用穴　神阙（图90）、气海。（图99）

（1）神阙：在脐区，脐中央。

（2）气海：在下腹部，脐中下1.5寸，前正中线上。

3. 用法　将淡豆豉、葱白、生姜一同捣烂，敷于穴位处，面积可扩展至小腹区域，纱布包扎固定。食盐炒热后热敷上述区域。

4. 主治　小儿疝气。

处方二

1. 用药　麝香1克，阿魏9克，芒硝6克，蜂蜜适量。

2. 用穴　阿是穴。

3. 用法　将阿魏、芒硝烊化溶于蜂蜜中，取适量涂于牛皮纸或棉布上，均匀撒入麝香粉，贴于穴位处，隔日一换。

4. 主治　小儿疝气。

处方三

1. **用药**　吴茱萸 10 克，丁香 6 克，苍术 3 克，白胡椒 3 克，葱白适量。

2. **用穴**　神阙。（图 90）

3. **用法**　将葱白捣烂，其余药物研成细末，二者混合均匀，取适量填于穴位中，盖以纱布，胶布固定，每日 1 次。

4. **主治**　小儿疝气。

处方四

1. **用药**　小茴香 5 克，川楝子 5 克，橘核 5 克，荔枝核 5 克，延胡索 5 克，吴茱萸 5 克，食醋适量。

2. **用穴**　神阙。（图 89）

3. **用法**　上述药物研成细末，用食醋调成糊状，取适量填于穴位中，盖以纱布，胶布固定，每日 1 次。

4. **主治**　小儿疝气。

处方五

1. **用药**　黄精 10 克，桔梗 10 克，樟脑 2 克，白酒适量。

2. **用穴**　气海。（图 99）

气海：在下腹部，脐中下 1.5 寸，前正中线上。

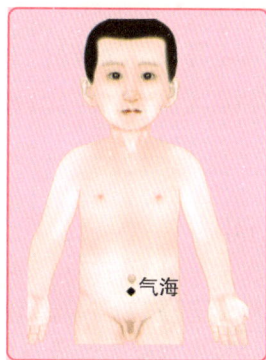 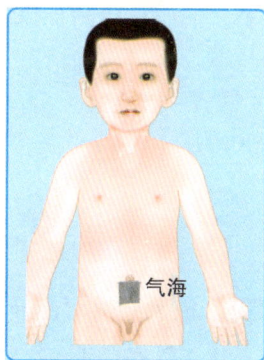

a. 取穴　　　　　　　　　　　b. 穴位贴敷后

图 99　小儿疝气处方五

3. **用法**　将黄精和桔梗浸于白酒中，1～2 小时后取出捣烂，加入樟脑搅拌均匀，取适量涂于穴位上，盖以纱布，胶布固定，隔日 1 次。

4. **主治**　小儿疝气。

处方六

1. **用药**　生香附 10 克，木瓜 10 克，苏叶 10 克，橘红 10 克。

2. **用穴**　阿是穴。

3. 用法　将上述药物放入砂锅内加水浸泡，按中药煎制方法煎煮，去渣取液。将药液与面粉调和成糊状，趁热敷于穴位处。注意热敷时不可过热，防止烫伤皮肤，每日 1 次。

4. 主治　小儿疝气。

处方七

1. 用药　丁香 10 克，肉桂 3 克。

2. 用穴　神阙。（图 89）

3. 用法　将上述药物研成细末，取适量填于穴位中，盖以纱布，胶布固定。隔日换药 1 次。

4. 主治　小儿疝气。

处方八

1. 用药　牡蛎 50 克，鸡蛋一枚。

2. 用穴　阿是穴。

3. 用法　牡蛎研成细末，用鸡蛋清调成糊状，夜晚临睡前取适量涂于疝气突起处，第二天清早洗净。每日 1 次。

4. 主治　小儿疝气。

【附记】　发现小儿出现疝气后应让患儿多休息，尽量避免运动过量或站立过久。日常注意保暖、避风寒，减少感冒咳嗽的几率。生活中还应多吃些富含营养，具有补气润肠作用的食物，避免便秘加重疝气的症状。虽然小儿疝气具有可复性，但也有发生嵌顿的情况，疝气嵌顿可引起腹部剧痛以及肠梗阻、肠坏死等并发症，严重者危及生命。若发现小儿哭闹不安，肿块无法纳回应及时就医，及早进行彻底治疗。

第八节　惊　风

【概述】　惊风又称"惊厥"，是小儿常见的一种危急重症，临床以抽搐、昏迷为主要表现，好发于 1～5 岁小儿，年龄越小，发病率越高。惊风发病有急有缓、表现不一，一般分为急惊风和慢惊风两种，搐、搦、颤、掣、反、引、窜、视可概括惊风的主要临床表现。西医学中颅内感染性疾病、电解质紊乱、癫痫、高热、缺钙等引起的抽搐均属于本病范畴。

【临床表现】

（1）急惊风：突然发病，出现高热、神昏、惊厥、喉间痰鸣、两眼上翻、凝视或斜视，可持续几秒至数分钟。严重者可反复发作甚至呈持续状态而危及生命。

（2）慢惊风：具有呕吐、腹泻、脑积水、佝偻病等病史，起病缓慢，病情较长，面色苍白，嗜睡无神，抽搐无力，时作时止，或两手颤动，筋惕肉瞤，脉细无力。

【穴位贴敷治疗】

处方一

1. 用药　生栀子 6 克，桃仁 3 克，杏仁 3 克，白酒适量。

2. 用穴　劳宫（图 88）、涌泉图（89）。

3. 用法　上述药物研成细末，用白酒调成糊状，取适量涂于穴位上，盖以纱布，胶布固定。

4. 主治　急惊风证见气营两燔者。

处方二

1. 用药　大黄 45 克，胆南星 30 克，全蝎 30 克，牛蒡 15 克，黑丑 15 克，半夏 15 克，枳实 15 克，朱砂 12 克，巴豆 12 克，猪牙皂 10 克，麝香 3 克，植物油 500 克，黄丹 250 克。

2. 用穴　肺俞（图 89）、神阙（图 90）。

3. 用法　除麝香外药物研成细末，与植物油一同按膏药的制作方法熬至滴水成珠时用黄丹收膏，装瓶密封。用时取膏药适量，烘热，涂于牛皮纸或棉布上，均匀撒入适量麝香粉，分别贴于穴位处。

4. 主治　急惊风见痰热生风者。

处方三

1. 用药　绿豆 30 克，吴茱萸 10 克，生附子 5 克，食醋适量。

2. 用穴　涌泉。（图 89）

3. 用法　绿豆磨粉，吴茱萸与附子研成细末，二者用食醋调和成糊状，取适量涂于穴位上，纱布包扎固定。

4. 主治　小儿急惊风。

处方四

1. 用药　鲜地龙 3～5 条，鸡蛋一枚。

2. 用穴　囟门。（图 100）

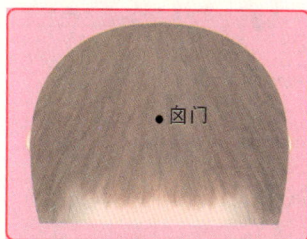

a. 取穴

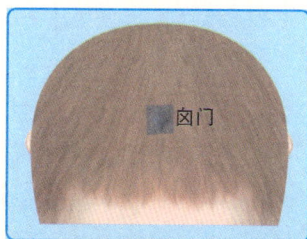

b. 穴位贴敷后

图 100　惊风处方四

3. 用法　鲜地龙捣烂成泥状，加入鸡蛋清搅拌均匀后取适量涂于囟门，纱布包扎固定。

4. 主治　小儿急惊风。

处方五

1. 用药　皂角 6 克，细辛 3 克，生半夏 3 克，干姜 3 克，薄荷 1 克。

2. 用穴　内迎香。（图 101）

内迎香：在鼻孔内，当鼻翼软骨与鼻甲交界的黏膜处。

3. 用法　将上述药物研成细末，用细管吹入鼻内少许，出嚏为佳。

4. 主治　小儿急惊风。

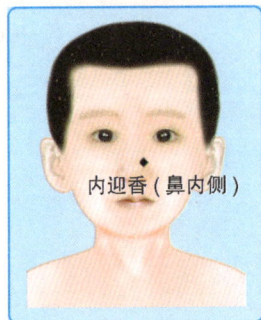

内迎香（鼻内侧）

图 101　惊风处方五

处方六

1. 用药　薏苡仁 15 克，党参 10 克，炙黄芪 10 克，熟附 10 克，炙甘草 10 克，炒白芍 10 克，制首乌 10 克，白茯苓 10 克，焦白术 10 克，陈皮 10 克，木瓜 10 克，干姜 3 克。

2. 用穴　关元。（图 102）

关元：在下腹部，脐中下 3 寸，前正中线上。

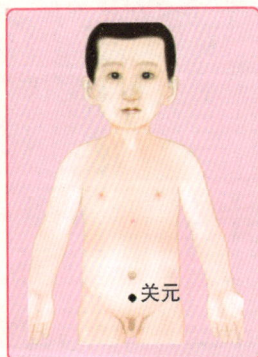

关元

a. 取穴

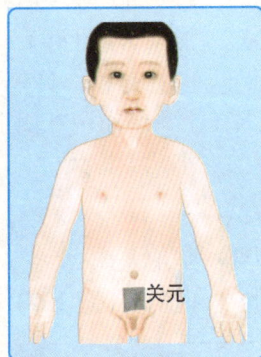

关元

b. 穴位贴敷后

图 102　惊风处方六

3. 用法　将上述药物放入砂锅内加水浸泡，按中药煎制方法煎煮，去渣取液。将药液与面粉调和成糊状，制成药饼后趁热敷于穴位处，纱布包扎固定。注意不可过热，防止烫伤皮肤，每日 1 次。

4. 主治　慢惊风证木克脾土者。

处方七

1. 用药　党参6克，黄芪6克，白术6克，白芍6克，陈皮6克，半夏6克，天麻6克，桂枝6克，川乌6克，地龙6克，天南星6克，丁香6克，朱砂1克，甘草6克，红枣5克，生姜3克。

2. 用穴　神阙。（图90）

3. 用法　生姜切碎，红枣去核捣烂，其余药物研成细末后炒热。将药物与姜枣混匀装入布袋内，热敷穴位处。注意热敷时不可过热，防止烫伤皮肤，每日1次。

4. 主治　慢惊风证木克脾土者。

处方八

1. 用药　蝉蜕7个，全蝎5条，僵蚕5条，蜈蚣1条，樟脑3克。

2. 用穴　神阙。（图90）

3. 用法　上述药物研成细末，取适量填入穴位中，盖以纱布，胶布固定。每日1次。

4. 主治　小儿慢惊风。

处方九

1. 用药　菊花30克，菖蒲20克，牛黄3克，黄连3克，白芍3克，薄荷3克，樟脑1克。

2. 用穴　神阙（图90）、涌泉（图89）。

3. 用法　上述药物研成细末，用清水调成糊状，取适量涂于穴位上，盖以纱布，胶布固定。每日1次。

4. 主治　小儿惊风。

【附记】　引起小儿惊风的原因很多，有发热者多为感染性疾病所致，如脑膜炎、菌痢、病毒性肺炎等；不伴有发热者可见于癫痫、缺钙、电解质紊乱、食物中毒等。无论什么原因引起，发作时都应让患儿在平地侧卧，这样有利于分泌物排出同时避免气管堵塞，同时松开小儿衣带，使其保持血液循环和呼吸的畅通。可将毛巾或手绢折叠数层垫于小儿上下牙之间，防止小儿咬伤舌头。抽搐发作时一不可强行按压或拉扯小儿肢体，以免扭伤筋骨；二不可喂食喂水，以免进入呼吸道。平时应积极治疗原发疾病，加强体育锻炼，保障饮食营养，提高小儿的抗病能力。

第九节　痄腮

【概述】　痄腮又称"大头瘟"、"蛤蟆瘟"，是以发热、耳下腮部肿胀疼痛为主要表现的传染性疾病。一般腮肿先见于一侧，继而见于另一侧，也有些患者是两侧同时肿大；肿大边缘不清，按之有弹性，伴随张口不利，咀嚼疼痛；严重者可伴随其他腺体和中枢神经系统受累。痄腮以冬春季节多见，好发于儿童。西医学称之为流行性腮腺炎，由病毒引起。

【临床表现】　先发热、耳下非化脓性肿胀、疼痛，发病 1 ~ 2 日后波及对侧，或两侧同时发病，患部疼痛，咀嚼时加剧。一般预后良好，但有时可并发脑炎、睾丸炎或卵巢炎，后两种并发症可能导致成年后不育。

【穴位贴敷治疗】

处方一

1. 用药　夏枯草 50 克，连翘 50 克，川芎 50 克，板蓝根 30 克，栀子 30 克，白及 20 克，薄荷 20 克，蜂蜜适量。

2. 用穴　阿是穴。

3. 用法　将上述药物研成细末，用蜂蜜调成糊状后捏成药饼，将药饼敷于穴位处，纱布包扎固定，每日 1 次。

4. 主治　痄腮属风热上侵者。

处方二

1. 用药　青黛 15 克，吴茱萸 6 克，冰片 1 克，米醋适量。

2. 用穴　阿是穴、涌泉（图 89）。

3. 用法　将上述药物研成细末，用米醋调成糊状，取适量涂于穴位上，盖以纱布，胶布固定。每日 1 次。

4. 主治　痄腮属风热上侵者。

处方三

1. 用药　赤小豆 30 克，青黛 30 克，大黄 15 克，芒硝 15 克，鸡蛋一枚。

2. 用穴　阿是穴。

3. 用法　上述药物研成细末，用鸡蛋清调成糊状，取适量涂于穴位上，干后再涂，不拘次数。

4. 主治　痄腮属热毒蕴结者。

处方四

1. 用药　黄连 30 克，硼砂 30 克，冰片 3 克，鸡蛋一枚。

2. 用穴　阿是穴。

3. 用法　上述药物研成细末，用鸡蛋清调成糊状，取适量涂于穴位上，盖以纱布，胶布固定，每日2～3次。

4. 主治　痄腮属热毒蕴结者。

处方五

1. 用药　黄连10克，大黄10克，吴茱萸10克，胆南星6克。

2. 用穴　涌泉。（图88）

3. 用法　上述药物研成细末，用清水调成糊状，取适量涂于穴位上，盖以纱布，包扎固定6小时。

4. 主治　痄腮属热毒蕴结者。

处方六

1. 用药　吴茱萸10克，虎杖10克，紫花地丁10克，胆南星3克，食醋适量。

2. 用穴　涌泉。（图89）

3. 用法　上述药物研成细末，用食醋调成糊状，取适量涂于穴位上，盖以纱布，胶布固定。每日1次。

4. 主治　痄腮。

处方七

1. 用药　鲜马齿苋适量。

2. 用穴　阿是穴。

3. 用法　将马齿苋洗净，捣烂成糊状后敷于患处，每日1次。亦可用鲜蒲公英、大青叶、仙人掌肉代替马齿苋，水分过多者，可稍挤压去除。

4. 主治　痄腮。

处方八

1. 用药　鲜蜂胶适量。

2. 用穴　阿是穴。

3. 用法　将蜂胶置于文火上烘烤，待松软后趁热贴于肿痛处，隔日取下。注意热敷的温度，防止烫伤皮肤。

4. 主治　痄腮。

【附记】　发现小儿痄腮后首先要进行隔离，避免传染给其他儿童。患儿需卧床休息，家长应保证居室空气流通。饮食上以易咀嚼和消化的流质、半流质为主，鼓励患儿多喝水、多漱口。注意不要吃刺激性的食物和酸性食物，尽量避免刺激腺体分泌导致疼痛加重。患儿的饮食用具、衣物被褥等要定期消毒。家长还应高度警惕本病的并发症如脑膜炎、睾丸炎和急性胰腺炎等。如果患儿出现高热神昏，头痛呕吐或睾丸肿胀等症状须及时就诊，以免延误病情。

第十节　鹅口疮

【概述】　鹅口疮又称雪口病，在新生儿及婴幼儿中发病率较高，多见于早产儿、营养不良、体质衰弱、慢性腹泻和长期使用广谱抗生素或肾上腺皮质激素的小儿。本病为白色念珠菌感染所致，主要表现为口腔黏膜上出现白色乳凝块样物，逐渐融合成片，面积大小不一，不易擦除，剥落后迅速再生。若治疗不及时可蔓延累及咽部、食道、气管，影响呼吸和饮食，甚至可能继发其他细菌感染，造成败血症。

【临床表现】　初起可见口内及舌面有散在白屑，严重时舌面或舌尖有米粒大溃烂，或伴有上下齿龈红肿，吮乳困难、哭闹不安。

【穴位贴敷治疗】

处方一

1. 用药　五倍子适量，冰片适量。

2. 用穴　阿是穴。

3. 用法　五倍子与冰片分别研成细末，按4∶1的比例混合，装瓶备用。用时以棉签沾取适量涂于患处，每日3～5次。

4. 主治　鹅口疮属心脾郁热者。

处方二

1. 用药　生半夏6克，黄连3克，栀子3克，食醋适量。

2. 用穴　涌泉。（图89）

3. 用法　将上述药物研成细末，用食醋调成糊状，取适量涂于穴位上，纱布包扎固定，每日1次。

4. 主治　鹅口疮属心脾郁热者。

处方三

1. 用药　玄明粉6克，青黛8克，冰片1克，血竭0.5克，薄荷脑0.5克。

2. 用穴　阿是穴。

3. 用法　将上述药物研成细末，装瓶备用。用时以棉签沾取适量涂于患处，每日3～5次。

4. 主治　鹅口疮属心脾郁热者。

处方四

1. 用药　干姜6克，黄柏6克。

2. 用穴　阿是穴。

3. 用法　将上述药物研成细末，装瓶备用。用时以棉签沾取适量涂于患处，每日3～5次。

4. 主治　鹅口疮属虚火上炎者。

处方五

1. 用药　吴茱萸6克，肉桂3克，食醋适量。
2. 用穴　涌泉。（图89）
3. 用法　吴茱萸研成细末，用食醋调成糊状，每晚睡前取适量涂于穴位上，纱布包扎固定，次日清晨取下。
4. 主治　鹅口疮属虚火上炎者。

处方六

1. 用药　板蓝根15克，金银花15克，菊花15克，甘草10克，防风10克。
2. 用穴　阿是穴。
3. 用法　将上述药物放入砂锅内加水浸泡，按中药煎制方法煎煮，去渣取液。用时以棉签沾取药液涂于患处，每日3~5次。
4. 主治　鹅口疮。

处方七

1. 用药　莱菔子10克，白芥子10克，地肤子10克，鸡蛋一枚。
2. 用穴　涌泉。（图89）
3. 用法　将上述药物炒至微黄，研成细末，用鸡蛋清调成糊状，取适量涂于穴位上，纱布包扎固定，每日1次。
4. 主治　鹅口疮。

【附记】鹅口疮是可以预防的，首先对早产儿及体弱的小儿要经常查看口腔有无白屑，注重小儿口腔卫生。每次喂乳前后均应洗手并清洁乳头，对于奶嘴、奶瓶等食具应定期消毒。婴儿喂奶后可再喂一些温开水，以利于口腔清洁。幼儿饮食应注意多补充富含维生素B、维生素C的食物，少吃过烫、过咸、过硬的食物，以免损伤口腔黏膜。患处用药时手上力度要轻柔，用量宜少，次数宜勤，用药后最好禁饮禁食15~20分钟，以利于药物吸收。注意密切观察病情变化，若发现白屑有向喉咽部发展的趋势，应及时就诊，以免发生呼吸困难等并发症。

第五章　外科疾病穴位贴敷疗法

第一节　疔疖疮疡

【概述】　疮疡是中医外科疾病中最常见的一类疾病，是体表化脓感染性疾患的总称，包括痈疽，疔疮，疖肿，流痰，流注，瘰疬等。多因肌肤不洁，或铁木刺伤而妄施针挑挤压，以致火毒乘隙侵袭，邪热蕴结肌肤；或因恣食膏粱厚味以及酗酒等因，引起脏腑积热，毒自内发所致。如见壮热烦躁，眩晕呕吐，神识昏愦者，为疔疮内攻之象，称为"疔疮走黄"，则数危及重症，应及时治疗。

【临床表现】　疔是发病迅速，易于变化且危险性较大的一种疮疡，特点是疮形小，根脚坚硬而深犹如钉状，局部麻痒、红、肿、热、痛；全身抵抗力降低时可出现畏寒、发热，好发于颜面和手足。疔疮的种类较多，根据发病部位和性质的不同可分为颜面部疔疮、手足疔疮、红丝疔、烂疔、疫疔，相当于西医的气性坏疽、皮肤炭疽、急性淋巴管炎等急性化脓性疾病。此病如处理不当，易引起败血症而危及生命。

疖是生于皮肤浅表处的一种疮疡，特点是小结节突起根浅，肿势局限，热痛轻微，易成脓、易破溃、易收敛，脓出即愈；好发于毛囊和皮脂腺丰富的部位，小儿和青年多见。疖可分为有头疖、无头疖两种，相当于西医的毛囊炎及皮脂腺或汗腺的急性化脓性炎症。疖一般无明显的全身症状，但若发生在血供丰富的部位且抵抗力减弱时，可引起全身不适、畏寒、发热、头痛、厌食等毒血症状。

【穴位贴敷治疗】

处方一

1. 用药　丁香30克，肉桂10克，蟾酥2克。

2. 用穴　阿是穴。

3. 用法　丁香、肉桂放入砂锅内加水浸泡，按中药煎制方法煎煮成浓汁，蟾酥研成细末。用凉药汁将蟾酥调和成糊状，取适量涂于患处，盖以纱布，胶布固定。每日1次。

4. 主治　蛇头疔。

处方二

1. 用药　山栀6克，胆南星6克，雄黄6克，大黄6克，葱白6克，生姜6克。

2. 用穴　阿是穴。

3. 用法　上述药物研成细末，以湿纱布沾取药末敷于患处，纱布包扎，胶布固定。隔日换药 1 次。

4. 主治　蛇头疔。

处方三

1. 用药　白薇 30 克，苍术 10 克。

2. 用穴　阿是穴。

3. 用法　将上述药物放入砂锅内加水浸泡，按中药煎制方法煎煮，滤取药液。将药液与面粉调和成糊状，加入捣烂的药渣制成药饼，敷于患处。每日 1 次。

4. 主治　红丝疔。

处方四

1. 用药　大黄 12 克，黄柏 12 克，白芷 12 克，穿心莲 12 克，生地 12 克，天花粉 6 克，五味子 6 克，陈皮 6 克，姜黄 3 克。

2. 用穴　阿是穴。

3. 用法　上述药物研成细末，用清水调成糊状，取适量涂于患处，盖以纱布，胶布固定。每日 1 次。

4. 主治　疔疮。

处方五

1. 用药　雄黄 6 克，京墨 6 克，薄荷 6 克，猪胆汁适量，姜汁适量。

2. 用穴　阿是穴。

3. 用法　上述药物研成细末，与二汁调和成糊状，取适量敷于患处，每日 1 次。

4. 主治　疔疮。

处方六

1. 用药　蓖麻仁 3 克，乳香 3 克，米饭适量。

2. 用穴　阿是穴。

3. 用法　蓖麻仁、乳香去油，二者一同捣烂，加入米饭混合均匀后制成药饼，敷于患处。

4. 主治　疔疮。

处方七

1. 用药　大黄 50 克，芒硝 50 克，冰片 10 克，食醋适量。

2. 用穴　阿是穴。

3. 用法　将上述药物研成细末，用食醋调成糊状，取适量涂于患处，盖以纱布，胶布固定，每日1次。

4. 主治　疔疮。

处方八

1. 用药　生地20克，赤芍20克，黄连10克，黄柏10克，姜黄3克。

2. 用穴　阿是穴。

3. 用法　将上述药物放入砂锅内加水浸泡，按中药煎制方法煎煮，滤取药液。药渣捣烂，将其与面粉、药液调和成糊状，敷于患处。每日1次。

4. 主治　疮疖。

处方九

1. 用药　蜂房12克，黄连6克，黄芩6克，黄柏6克，冰片3克。

2. 用穴　阿是穴。

3. 用法　上述药物研成细末，用清水调成糊状，取适量涂于患处，每日1次。

4. 主治　疮疖。

处方十

1. 用药　白鲜皮150克，败酱草120克，植物油300克，黄丹100克。

2. 用穴　阿是穴。

3. 用法　将上述药物研成细末，与植物油一同按膏药的制作方法熬至滴水成珠时用黄丹收膏，装瓶密封。用时取膏药适量，烘热，涂于牛皮纸或棉布上，分别贴于患处。隔日换药1次。

4. 主治　疮疖。

处方十一

1. 用药　鲜半枝莲15克，鲜鱼腥草15克，食盐适量。

2. 用穴　阿是穴。

3. 用法　上述药物洗净，加入适量食盐后捣烂，取适量涂于患处，纱布包扎固定。

4. 主治　疖疮。

处方十二

1. 用药　乳香6克，没药6克，米醋适量。

2. 用穴　阿是穴。

3. 用法　将上述药物研成细末，用煮沸的米醋调和成糊状，取适量涂于患处，纱布包扎固定。每日1次。

4. 主治　疔疖疮疡。

处方十三

1. 用药　鲜马齿苋适量。

2. 用穴　阿是穴。

3. 用法　将鲜马齿苋洗净捣烂成泥状，取适量敷于患处，干后取下，每日2次。亦可用鲜蒲公英、凤仙花、鲜地丁、野菊花代替马齿苋，水分过多者，可稍挤压去除。

4. 主治　疔疖疮疡。

【附记】　疮疡患者在饮食上宜食用清淡寒凉之物，忌辣椒、生姜、小茴香等辛辣刺激之物，也不宜食用羊肉、狗肉、韭菜等温热类食物。生活中避免潮湿环境，经常更换内衣，并以淋浴代替盆浴，以免感染身体的其他部位。避免用力抓挠，特别是颜面部的疔疖，千万不能随意挤压和针挑，防止感染出现败血症。常规治疗效果不佳者应及时就医，诊察是否患有糖尿病，以便对症治疗。

第二节　丹　毒

【概述】　丹毒又称为"流火"，根据发病的不同还可称为"抱头火丹"、"内发丹毒"、"腿游风""赤游风"等。临床表现为突然起病，局部肿痛，皮肤呈鲜红色，稍突出于表面，与周围皮肤界限清晰；手指按压时红色消退，放手后红色恢复；可伴有高热寒战、头痛等全身不适的症状，严重者在皮损处还可见到水疱。丹毒常有复发的倾向，皮损消退后留有色素沉着。本病相当于西医的网状淋巴管炎，多由溶血性链球菌感染所致。

【临床表现】

（1）局部症状：皮肤先起小片红斑，很快蔓延成大片鲜红，稍高出表面，境界清楚，压时褪色，表面紧张光亮，扪之灼热，肿胀，有触痛。有时可出现水疱、紫斑，一般不化脓，也很少有组织坏死。游走性丹毒，呈一面消退，一面发展的态势，一般预后良好，约经5~6天后消退，色由鲜红转为暗红，最后脱屑而愈。

（2）全身症状：初起多伴有突然恶寒、发热、头痛、周身不适、胃纳减退等。

多发于下肢，且易复发，其次为头面部。新生儿丹毒多为游走性。

【穴位贴敷治疗】

处方一

1. 用药　大黄15克，甘草15克，当归15克，川芎15克，白芷15克，青木香15克，独活15克，黄芩15克，芍药15克，升麻15克，沉香15克，木香15克，芒硝30克。

2. 用穴　阿是穴。

3. 用法　将上述药物放入砂锅内加水浸泡，按中药煎制方法煎煮，去渣取液。将药液与面粉调和成糊状，敷于患处。每日 1 次。

4. 主治　丹毒属胎火余毒者。

处方二

1. 用药　紫草 30 克，黄连 3 克，冰片 1 克，鸡蛋一枚。

2. 用穴　阿是穴。

3. 用法　上述药物研成细末，用鸡蛋清调成糊状，取适量涂于患处，盖以纱布，胶布固定，每日 2～3 次。

4. 主治　丹毒属风热化火者。

处方三

1. 用药　红花 100 克，大黄 100 克，黄柏 100 克，牡丹皮 100 克。

2. 用穴　阿是穴。

3. 用法　将上述药物放入砂锅内加水浸泡，按中药煎制方法煎煮，去渣取液。用纱布或棉花沾取药液，敷于患处。

4. 主治　丹毒属肝脾湿热者。

处方四

1. 用药　紫花地丁 20 克，薏苡仁 20 克，石膏 20 克，生地 10 克，金银花 10 克，白芍 10 克，黄柏 10 克，车前子 10 克，赤芍 9 克，连翘 9 克，川芎 9 克，栀子 9 克，丹皮 9 克。

2. 用穴　阿是穴。

3. 用法　将上述药物放入砂锅内加水浸泡，按中药煎制方法煎煮，去渣取液。用纱布或棉花沾取药液，敷于患处。

4. 主治　丹毒属湿热下注者。

处方五

1. 用药　大青叶 30 克，生地 20 克，黄芩 10 克，黄连 10 克，黄柏 10 克，大黄 6 克，冰片 3 克。

2. 用穴　阿是穴。

3. 用法　上述药物研成细末，用清水调成糊状，取适量涂于患处，盖以纱布，胶布固定。每日 1 次。

4. 主治　丹毒。

处方六

1. 用药　煅石膏 30 克，广丹 1.5 克，冰片 0.3 克，鸡蛋 1 枚。

2. 用穴　阿是穴。

3. 用法　上述药物研成细末，用鸡蛋清调成糊状，取适量涂于患处，盖以纱布，胶布固定。

4. 主治 丹毒。

处方七

1. 用药 鲜马齿苋适量。

2. 用穴 阿是穴。

3. 用法 将鲜马齿苋洗净捣烂成泥状，取适量敷于患处，干后取下，每日 2 次。亦可用鲜蒲公英、鲜大青叶、鲜芙蓉叶、野菊花代替马齿苋，水分过多者，可稍挤压去除。

4. 主治 丹毒。

处方八

1. 用药 赤小豆 20 克，鸡蛋 1 枚。

2. 用穴 阿是穴。

3. 用法 将赤小豆研磨成粉，用鸡蛋清调成糊状，取适量敷于患处，干后再敷。

4. 主治 丹毒。

处方九

1. 用药 荆芥穗 30 克，荷叶 30 克，升麻 30 克，赤芍 20 克，当归 20 克，白芷 20 克，紫草 10 克，草红花 10 克，儿茶 10 克，羌活 10 克，防风 10 克，大黄 6 克。

2. 用穴 阿是穴。

3. 用法 将上述药物放入砂锅内加水浸泡，按中药煎制方法煎煮，滤取药液。药渣捣烂，将其与面粉、药液调和成糊状，敷于患处。每日 1 次。

4. 主治 丹毒。

【附记】 丹毒患者应避免过度劳累，如病在下肢，则应卧床休息并垫高患肢。饮食上宜清淡，忌辛辣刺激的食物及烟酒；日常生活中注意避免用力抓挠皮损处。如条件允许患者应隔离至临床症状消失，同时生活用具应进行消毒。

第三节 结 石

【概述】 结石是人体内产生的一种硬度和形态均类似于石质的病理性沉积物，多由人体异常矿化所致，主要成分为钙盐或脂类代谢产物。人体常见的结石包括牙结石、眼结膜结石、关节腔结石、消化系统结石、泌尿系统结石等，在这些结石中发病率最高且危害较大的是胆结石和尿结石。胆结石可引起的损害包括胆绞痛、胆囊炎、胆囊穿孔及胆囊癌等；尿结石可引起尿路黏膜充血、水肿、尿潴留、肾积水、肾炎、泌尿系统癌变等，因此应对结石予以重视并积极地进行治疗。

【穴位贴敷治疗】

处方一

1. 用药　虎杖根 100 克，乳香 15 克，琥珀 10 克，麝香 3 克，葱白适量。

2. 用穴　神阙（图 3）、肾俞、膀胱俞（图 46）。

（1）神阙：在脐区，脐中央。

（2）肾俞：在脊柱区，第 2 腰椎棘突下，后正中线旁开 1.5 寸。

（3）膀胱俞：在骶区，横平第 2 骶后孔，骶正中嵴旁 1.5 寸。

3. 用法　将上述药物一同捣烂，取适量涂于穴位上，盖以纱布，胶布固定。每日 1 次。

4. 主治　尿路结石。

处方二

1. 用药　田螺 7 只，淡豆豉 10 粒，连须葱头 3 个，鲜车前草 3 棵，盐少许。

2. 用穴　神阙。（图 3）

3. 用法　上述药物一同捣烂成糊状，制成药饼敷于穴位处。每日 1 次。

4. 主治　尿路结石。

处方三

1. 用药　生川乌 100 克，生草乌 100 克，生姜 100 克，白酒适量。

2. 用穴　肾俞、膀胱俞、大肠俞、关元、气海。（图 37、图 47）

（1）肾俞：在脊柱区，第 2 腰椎棘突下，后正中线旁开 1.5 寸。

（2）膀胱俞：在骶区，横平第 2 骶后孔，骶正中嵴旁 1.5 寸。

（3）大肠俞：在脊柱，当第 4 腰椎棘突下，后正中线旁开 1.5 寸。

（4）关元：在下腹部，脐中下 3 寸，前正中线上。

（5）气海：在下腹部，脐中下 1.5 寸，前正中线上。

3. 用法　川乌、草乌研成细末，生姜剁成姜末与前者一同炒热装入布袋内。趁热撒上适量白酒，然后热敷穴位处。注意热敷时不可过热，防止烫伤皮肤。每日 1 次，每次 30～60 分钟。

4. 主治　尿路结石。

处方四

1. 用药　葱白 15 克，食盐适量。

2. 用穴　神阙（图 3）、气海、膀胱俞（图 47）。

3. 用法　葱白与食盐一同捣烂成泥状，取适量涂于穴位处，盖以纱布，胶布固定。隔日换药 1 次。

4. 主治 尿路结石。

处方五

1. 用药 苦楝子 45 克，花椒 15 克，白芷 10 克，葱白 10 克，韭菜花 6 克，食醋适量。

2. 用穴 中脘。（图 71）

中脘：在上腹部，脐中上 4 寸，前正中线上。

3. 用法 白芷、花椒研成细末后与其余药物一同捣烂，加入适量食醋混合成糊状，取适量敷于穴位处，盖以纱布，胶布固定。隔日换药 1 次。

4. 主治 胆结石。

【附记】 良好的生活习惯可以减少结石生成的几率。养成运动的习惯，维持理想的体重对结石的预防有很好的效果。三餐定时摄取，特别注意早餐的营养，结石患者应多吃蔬菜和水果，减少乳制品、肉类、动物内脏、盐、糖的摄取，避免暴饮暴食。养成多饮水的习惯，同时做到及时排尿不憋尿，尿结石患者若有前列腺增生等疾病，更应及时治疗，积极处理尿道狭窄的问题。

第四节 皮 癣

【概述】 皮癣是由霉菌侵犯皮肤角质层、毛发、指（趾）甲面而引起的一类传染性皮肤病，可分为浅部霉菌病和深部霉菌病。正常情况下霉菌各菌群间相互影响、相互制约平衡。当人体抵抗力下降时，致病性霉菌则大量繁殖，侵入皮肤，皮下组织而引起癣的发生。根据侵犯部位的不同又将其分为头癣、体癣、股癣、足癣、手癣、甲癣、花斑癣等。

【临床表现】

（1）皮癣初发时为针头至扁豆大的炎性扁平丘疹，逐渐增大为钱币或更大淡红色浸润斑，境界清楚，上覆多层银白色鳞屑。轻轻刮除表面鳞屑，则露出一层淡红色发亮的半透明薄膜，称薄膜现象。再刮除薄膜，则出现小出血点，称点状出血现象。

（2）此病发展过程中，皮损形态可表现为多种形式。急性期皮损多呈点滴状，鲜红色，瘙痒较著；静止期皮损常为斑块状或地图状等；消退期皮损常呈环状，半环状；少数皮疹上的鳞屑较厚，有时堆积如壳蛎状。

（3）皮损可在身体任何部位对称性发生，好发于肘，膝关节伸侧和头部，少数患者指（趾）甲和黏膜亦可被侵。

（4）皮癣患者继发红皮病者称红皮病型银屑病皮癣；皮疹有少量渗液，附有湿性鳞屑。或初起为小脓疱，伴有发热等症状者称为脓疱型银屑病；合并关节病变者称为关节型银屑病。

(5) 皮癣容易急性发作，慢性经过，倾向复发，发病常与季节有关，有夏季增剧，秋冬自愈者；也有冬春复发，入夏减轻者。

【穴位贴敷治疗】

处方一

1. 用药　鸦胆子仁15克，白酒适量。

2. 用穴　阿是穴。

3. 用法　鸦胆子仁捣烂后用白酒浸泡1小时，用棉签沾白酒涂抹患处，每日2~3次。

4. 主治　头癣。

处方二

1. 用药　苦参100克，黄柏100克，烟胶100克，枯矾15克，蛇床子15克，百部15克，水银15克，轻粉15克，朴硝15克，硫黄15克，樟脑6克，熟猪油500克。

2. 用穴　阿是穴。

3. 用法　将上述药物研成细末，猪油加热呈液态，均匀混入药末，待凉后成膏状装瓶保存。用时剃光头发，取适量涂于患处。

4. 主治　头癣。

处方三

1. 用药　川椒25克，大蒜100克。

2. 用穴　阿是穴。

3. 用法　川椒去籽后研成细末，大蒜捣烂成泥状，二者混合，患处用温水洗净擦干后，敷上药泥，每日1~2次，每次30分钟。

4. 主治　头癣。

处方四

1. 用药　苦参50克，玄参30克，大黄15克，黄芩15克，花椒15克，芒硝10克，明矾10克。

2. 用穴　阿是穴。

3. 用法　将上述药物放入砂锅内加水浸泡，按中药煎制方法煎煮，去渣取液。用纱布或棉花沾取药液，敷于患处，每日3次，每次30分钟。

4. 主治　体癣、股癣。

处方五

1. 用药　密陀僧50克，枯矾5克，斑蝥9克，雄黄9克，穿山甲12克，白芷12克。

2. 用穴　阿是穴。

3. 用法　将上述药物研成细末，用清水调成糊状，取适量涂于患处，纱布包扎固定，每日1次。

4. 主治　体癣、股癣。

处方六

1. 用药　煅牡蛎30克，五倍子30克，鸡蛋一枚。

2. 用穴　阿是穴。

3. 用法　将上述药物研成细末，用鸡蛋清调成糊状，取适量涂于患处，纱布包扎固定，每日1次。

4. 主治　体癣、股癣。

处方七

1. 用药　大枫子10克，蛇床子10克，川椒10克，硫黄6克，雄黄6克，轻粉3克。

2. 用穴　阿是穴。

3. 用法　将上述药物研成细末，用清水调成糊状，取适量涂于患处，纱布包扎固定，每日1次。

4. 主治　体癣、股癣。

处方八

1. 用药　五倍子10克，黄丹10克。

2. 用穴　阿是穴。

3. 用法　五倍子用火烤干，与黄丹一同研为细末，装瓶备用。温水将脚洗净擦干，将药末均匀撒在患处，纱布包扎固定，每日1次。

4. 主治　足癣。

处方九

1. 用药　煅牡蛎50克，大黄50克，地肤子50克，蛇床子50克。

2. 用穴　阿是穴。

3. 用法　将上述药物放入砂锅内加水浸泡，按中药煎制方法煎煮，去渣取液。温水将脚洗净擦干，用纱布或棉花沾取药液，敷于患处，每日3次。

4. 主治　足癣。

处方十

1. 用药　苦参30克，白鲜皮30克，马齿苋30克，车前草30克，苍术15克，黄柏15克。

2. 用穴　阿是穴。

3. 用法　将上述药物放入砂锅内加水浸泡，按中药煎制方法煎煮，去渣取液。温水将脚洗净擦干，用纱布或棉花沾取药液，敷于患处，每日3次。

4. 主治　足癣。

处方十一

1. 用药　萆薢50克，白鲜皮40克，苦参30克，黄柏30克，苍术30克，百部30克，防风20克，荆芥穗10克，枯矾10克，蛇床子5克，地肤子5克，黄精5克，藿香5克，冰片3克。

2. 用穴　阿是穴。

3. 用法　上述药物一同研为细末，装瓶备用。温水将脚洗净擦干，将药末均匀撒在患处，纱布包扎固定，隔日换药1次。

4. 主治　足癣。

处方十二

1. 用药　乌贼骨15克。

2. 用穴　阿是穴。

3. 用法　将乌贼骨研成细末，温水将脚洗净擦干，将药末均匀撒在患处，纱布包扎固定，每日1次。亦可用枯矾、黄柏、五倍子代替乌贼骨使用。

4. 主治　手足癣。

处方十三

1. 用药　天南星30克，白槿皮30克，槟榔30克，木鳖子15克，樟脑15克，斑蝥9克，蟾酥9克，白酒适量。

2. 用穴　阿是穴。

3. 用法　上述药物一同研为细末，加入白酒浸泡6小时。用纱布或棉花沾取药液，敷于患处，每日2次。

4. 主治　手癣。

处方十四

1. 用药　鸦胆子仁适量。

2. 用穴　阿是穴。

3. 用法　鸦胆子仁捣烂出油后敷于患处，每甲1~2粒，胶布包扎固定，每日1次。

4. 主治　甲癣。

处方十五

1. 用药　白凤仙花50克，蜂蜜适量。

2. 用穴　阿是穴。

3. 用法　将白凤仙花捣烂，加入蜂蜜调成糊状，取适量敷于患处，纱布包扎固定，每日1次。

4. 主治　甲癣。

【附记】　皮癣种类较多，但需要注意的是某些皮肤病虽然也叫"癣"却并非真菌引起，如奶癣实为婴儿湿疹；顽癣实为神经性皮炎；牛皮癣实为银屑病，患者切不可望文生义地擅自用药，这样不仅治不好病，还会使病情加重。

因皮癣具有传染性，患者应做到日常生活用品专人专用，待病愈后也不宜使用已用过的物品，防止复发；不要去公共浴室盆浴，亦不去泳池游泳；尽量控制避免抓挠患处，以免破溃感染或引起自身传染；饮食上戒烟忌酒忌辛辣及发物；穿着应尽量宽松，不宜穿不透气的衣物和鞋；同时应加强体育锻炼，提高机体抗病能力。

第五节　湿　疹

【概述】　湿疹是一种常见的表皮及真皮浅层炎症性皮肤病，可由多种内外因素引起，一般认为与变态反应有一定关系，可发生于任何年龄。其临床特征为持续性瘙痒；多样性皮疹；渗出与结痂反复交替；迁延难愈，易复发。临床上湿疹可分为婴儿湿疹；外耳道湿疹；乳房湿疹；肛门、阴囊湿疹；腿部湿疹；手部湿疹等。湿疹早期发病以红斑、丘疹、水泡为主，初次发病均为急性湿疹，若延误治疗或长时间的迁延反复可转变成亚急性或慢性湿疹，不但增加了患者的痛苦也增加了治疗的难度，因此湿疹患者在患病初起应及时积极的治疗，以免迁延反复。

【临床表现】　急性湿疹表现是突然发作，伴有自觉瘙痒感，皮损多形性、红斑、丘疹、丘疱疹或水疱密集成片，易渗出，境界不清，周围散在小丘疹、丘疱疹，常伴糜烂、结痂，如继发感染，可出现脓疱或脓痂。处理适当则炎症减轻，皮损可在2~3周后消退，但常反复发作并可转为亚急性或慢性湿疹。

【穴位贴敷治疗】

处方一

1. 用药　黄柏15克，五倍子15克，青黛6克，鸡蛋一枚。

2. 用穴　阿是穴。

3. 用法　将上述药物研成细末，用鸡蛋清调成糊状，取适量涂于穴位处，每日2次。

4. 主治　湿疹。

处方二

1. 用药　白矾25克，白芷25克，白及25克，黄柏25克，大黄25克，硫黄25克。

2. 用穴　阿是穴。

3. 用法　将上述药物研成细末，渗出液较多者直接将药末均匀撒于患处，纱布包扎固定；无渗出者将药末用植物油调和成糊状后涂抹于患处，纱布包扎固定。每日 1～2 次。

4. 主治　湿疹。

处方三

1. 用药　百足虫 5 条，猪胆汁适量。

2. 用穴　阿是穴。

3. 用法　百足虫烘干研成细末，用猪胆汁调成糊状，取适量涂于穴位处，每日 1 次。

4. 主治　湿疹。

处方四

1. 用药　丝瓜叶 12 克，石膏 12 克，蛇床子 6 克，苦参 6 克，龙葵 6 克，黄柏 6 克，滑石粉 6 克，大青叶 6 克，枯矾 3 克，硫黄 3 克。

2. 用穴　阿是穴。

3. 用法　将上述药物研成细末。渗出液较多者直接将药末均匀撒于患处，纱布包扎固定；无渗出者将药末用植物油调和成糊状后涂抹于患处，纱布包扎固定。

4. 主治　湿疹。

处方五

1. 用药　龙胆草 30 克，黄柏 12 克，地骨皮 12 克，龙葵 6 克，紫花地丁 6 克。

2. 用穴　阿是穴。

3. 用法　将上述药物放入砂锅内加水浸泡，按中药煎制方法煎煮，滤取药液。药渣捣烂，将其与面粉、药液调和成糊状，敷于患处。每日 1 次。

4. 主治　湿疹。

处方六

1. 用药　吴茱萸 30 克，乌贼骨 20 克，硫黄 6 克。

2. 用穴　阿是穴。

3. 用法　将上述药物研成细末。渗出液较多者直接将药末均匀撒于患处，纱布包扎固定；无渗出者将药末用植物油调和成糊状后涂抹于患处，纱布包扎固定。

4. 主治　湿疹。

处方七

1. 用药　苦参 20 克，生地 20 克，蛇床子 10 克，地肤子 10 克，荆棘藜 10 克，五倍子 6 克。

2. 用穴 阿是穴。

3. 用法 将上述药物放入砂锅内加水浸泡，按中药煎制方法煎煮，去渣取液。用纱布或棉花沾取药液，敷于患处。每日2次，每次30分钟。

4. 主治 阴囊湿疹。

处方八

1. 用药 蛇床子60克，白鲜皮30克，透骨草30克，地肤子30克，苦参15克，明矾15克，威灵仙15克，黄柏15克，冰片10克，花椒10克。

2. 用穴 阿是穴。

3. 用法 将上述药物放入砂锅内加水浸泡，按中药煎制方法煎煮，去渣取液。用纱布或棉花沾取药液，敷于患处。每日2次，每次30分钟。

4. 主治 阴囊湿疹。

处方九

1. 用药 生大黄10克，川连10克，黄柏10克，苦参10克，苍耳子10克。
2. 用穴 阿是穴。

3. 用法 将上述药物放入砂锅内加水浸泡，按中药煎制方法煎煮，去渣取液。用纱布或棉花沾取药液，敷于患处。

4. 主治 婴儿湿疹。

【附记】 湿疹患者首先要保持乐观的态度，坚信积极治疗就会康复，不要因病程反复而失去信心。生活上注意衣着宜宽松，避免局部刺激，尽量不去抓挠患处。湿疹与过敏有关，因此在参与体育锻炼增强体质的同时要减少食用鱼腥、牛羊肉等发物和刺激性食品；不戴金属饰物，不穿化纤内衣；远离花卉等过敏源。若湿疹严重则应及时就医治疗。

第六节 褥 疮

【概述】 褥疮又称为压力性溃疡，见于长期卧床的患者，特别是中风和瘫痪患者。由于身体局部组织长期受压血液循环障碍，加上局部皮肤与外界的摩擦刺激，出现皮肤和皮下组织缺血缺氧、坏死、溃烂。褥疮好发于骨突部位如肩胛部、骶骨部、髋部、前臂及足跟等处。

【临床表现】 其形成过程分为红斑期、水疱期和溃疡期三期。

褥疮Ⅰ度（红斑期）：全身的受压部位表现为局部瘀血，皮肤呈现红斑。若在此期除去压力此改变在48小时内消失。

褥疮Ⅱ度（水疱期）：受压部位出现大小不等的水疱，皮肤发红充血，用手指压时不消退。

褥疮Ⅲ度（浅溃疡）：溃疡不超过皮肤全层，因溃疡基底部缺乏血液供应，呈苍白色，肉芽水肿，流水不止。

褥疮Ⅳ度（深溃疡）：涉及了深筋膜和肌肉，受累组织因缺血而坏死呈黑色，因细胞的感染，病变常侵犯骨质，形成骨膜炎或骨髓炎。

【穴位贴敷治疗】

处方一

1. 用药　当归30克，红花30克，川芎20克，丹参20克，白酒适量，滑石粉适量。

2. 用穴　阿是穴。

3. 用法　当归、红花、川芎、丹参研碎后用白酒浸泡24小时，取药酒涂擦患处，干后用滑石粉外敷患处，每日3~5次。

4. 主治　褥疮Ⅰ期、Ⅱ期。

处方二

1. 用药　黄芩50克，黄连50克，黄柏50克，冰片10克。

2. 用穴　阿是穴。

3. 用法　将上述药物研成细末，装瓶备用。渗出液较多者直接将药末均匀撒于患处；无渗出者将药末用鸡蛋清调和成糊状后涂抹于患处。

4. 主治　褥疮Ⅰ期、Ⅱ期。

处方三

1. 用药　石膏30克，硼砂15克，朱砂10克，冰片10克。

2. 用穴　阿是穴。

3. 用法　将上述药物研成细末，装瓶备用。常规消毒后，取适量药末撒于患处，每日2~3次。

4. 主治　褥疮Ⅰ期、Ⅱ期。

处方四

1. 用药　熟石膏30克，升丹4克，红花油适量。

2. 用穴　阿是穴。

3. 用法　将上述药物研成细末，用红花油调成糊状后敷于患处，用鸡蛋内膜覆盖。

4. 主治　褥疮Ⅲ期。

处方五

1. 用药　龙骨10克，没药10克，血竭10克，熟鸡蛋黄2个。

2. 用穴　阿是穴。

3. 用法　将上述药物研成细末，与鸡蛋黄混合均匀后制成药饼敷于患处，用鸡蛋内膜覆盖。

4. 主治　褥疮Ⅲ期。

处方六

1. 用药　当归30克，甘草15克，生地12克，白芷12克，生龙骨9克，生牡蛎9克，紫草6克，血竭6克，轻粉6克，植物油500克，黄丹200克。

2. 用穴　阿是穴。

3. 用法　龙骨、牡蛎、轻粉研成细末，其余药物与植物油一同按膏药的制作方法熬至滴水成珠时用黄丹收膏，装瓶密封。用时取膏药适量，烘热，涂于牛皮纸或棉布上，均匀撒入前三者的粉末适量，贴于患处。隔日换药1次。

4. 主治　褥疮。

处方七

1. 用药　露蜂房50克，儿茶20克，马勃20克，煅石膏20克，枯矾20克，乳香10克，血竭10克，黄连各10克，冰片5克，轻粉3克。

2. 用穴　阿是穴。

3. 用法　露蜂房煎汁，其余药物研成细末，用药汁将药末调成糊状，取适量涂于患处，纱布覆盖，每日1次。

4. 主治　褥疮。

处方八

1. 用药　乳香6克，黄连6克，穿山甲6克，没药6克，灯心草6克。

2. 用穴　阿是穴。

3. 用法　将上述药物研成细末，均匀撒于患处，纱布覆盖，每日1次。

4. 主治　褥疮。

【附记】　褥疮的治疗应本着预防为主，早发现早治疗的原则。要避免局部组织长期受压，最好每2小时协助患者翻身1次，动作尽量轻柔，防止摩擦损伤皮肤。保持患者皮肤的清洁干燥；床铺保持柔软，定期整理，避免潮湿。可通过温水擦浴、局部按摩的方法促进患者血液循环，改善局部营养状况，但应注意破溃处不要进行按摩，以免扩大伤口。给予患者高蛋白饮食，增强机体营养，同时多食果蔬，保持大便通畅。

第七节　烧烫伤

【概述】　烧烫伤是火焰、灼热气体、液体、固体或电击及化学物质等作用于人体而引起的一种损伤，临床以火焰伤和烫伤最为多见。轻者损伤皮肤，出现肌肤肿胀、水疱和疼痛；严重者皮肤烧焦，神经、血管、肌肉等同时受损。烧烫伤面积过大或程度过深时可因剧痛、渗出、电解质紊乱等原因引起休克，晚期易出现感染、败血症等并发症，严重威胁生命。

【穴位贴敷治疗】

处方一

1. 用药　地榆120克，黄柏120克，木鳖子120克，黄芩120克，金银花120克，紫草90克，川芎90克，赤芍90克，川军90克，白芷90克，当归60克，黄连30克，红花15克，白酒适量。

2. 用穴　阿是穴。

3. 用法　将上述药物研成细末，加入白酒浸泡48～60小时，去渣取液，过滤后直接喷洒至患处，每日3～5次。

4. 主治　烧烫伤。

处方二

1. 用药　大黄20克，升麻20克。

2. 用穴　阿是穴。

3. 用法　将上述药物研成细末，患处清创消毒后均匀撒上药末，盖以纱布，每日1～2次。

4. 主治　烧烫伤。

处方三

1. 用药　鱼腥草15克，地榆12克，黄芩9克，黄连9克，苍术9克，牡蛎6克，大黄6克，鸡蛋一枚。

2. 用穴　阿是穴。

3. 用法　将上述药物研成细末，用鸡蛋清调成糊状，取适量涂于患处，盖以纱布，胶布固定。每日1次。

4. 主治　烧烫伤。

处方四

1. 用药　地榆50克，黄连素1克。

2. 用穴　阿是穴。

3. 用法　将上述药物研成细末，均匀撒于患处，每日1～2次。

4. 主治　烧烫伤。

处方五

1. 用药　虎杖50克，冰片2克。

2. 用穴　阿是穴。

3. 用法　将上述药物研成细末，患处清创消毒后均匀撒上药末，盖以纱布，每日1～2次。

4. 主治　烧烫伤。

处方六

1. 用药　石膏 10 克，大黄 6 克，冰片 3 克。
2. 用穴　阿是穴。
3. 用法　将上述药物研成细末，用清水调成糊状，取适量涂于患处，盖以纱布，胶布固定。每日 1 次。
4. 主治　烧烫伤。

处方七

1. 用药　当归 100 克，甘草 60 克，白芷 30 克，血竭 20 克，轻粉 20 克，紫草 10 克，白蜡 100 克，麻油 500 克。
2. 用穴　阿是穴。
3. 用法　血竭、轻粉研成细末，其余药物与麻油一同按膏药的制作方法熬至滴水成珠时加入白蜡，待白蜡熔后加入血竭及轻粉末搅拌均匀。用时将药膏涂于棉布或牛皮纸上，清创消毒后贴于患处。隔日换药 1 次。
4. 主治　烧烫伤。

【附记】　烧烫伤发生后应立即脱离热源，用自来水或冰水冲洗烫伤部位，亦可用冰块冷敷直至疼痛消除。受伤部位冷却后在未肿胀前应除去各种饰物，松解皮带、鞋带，剪开与皮肤粘连的衣物，暴露出病位。一度烧烫伤患者可酌情使用敷料并加以包扎，二度烧烫伤患者则不可随意涂抹药剂，亦不可随意挑破水疱，应用消毒纱布覆盖伤处，包扎后就医治疗。三度烧烫伤患者应平躺，垫高患处，暴露出病位，注意生命体征，维持呼吸道畅通，迅速送医治疗。当遇到各种化学烧伤或伤及眼睛、食道等处时在现场要及时用大量清水冲洗，以免组织受到严重的腐蚀导致失明或形成食道瘢痕。

第八节　冻　疮

【概述】　冻疮是冬天常见的一种皮肤病，好发于手指、手背、足趾、足跟、耳尖、面颊等末梢部位。主要临床表现为初起受冻皮肤苍白麻木，继而红肿充血形成紫红色硬结，伴疼痛瘙痒，遇热加重；严重者出现水疱，破溃后形成糜烂或溃疡，甚者皮肤及皮下组织坏死。本病病程较长，冬至而发，春暖而止，反复发作，不易根治。

【临床表现】　初起受冻皮肤苍白麻木，继而红肿充血形成紫红色硬结，伴疼痛瘙痒，遇热加重；严重者出现水疱，破溃后形成糜烂或溃疡，甚者皮肤及皮下组织坏死。

【穴位贴敷治疗】

处方一

1. 用药　乳香10克，没药10克，肉桂5克，冰片2克，樟脑2克。

2. 用穴　阿是穴。

3. 用法　上述药物研成细末，用清水调成糊状，取适量涂于穴位上，每日1次，每次30分钟。

4. 主治　冻疮。

处方二

1. 用药　芒硝30克，黄柏30克。

2. 用穴　阿是穴。

3. 用法　将上述药物放入砂锅内加水浸泡，按中药煎制方法煎煮，去渣取液。用纱布或棉花沾取药液，敷于患处。

4. 主治　冻疮。

处方三

1. 用药　橘皮10克，生姜30克。

2. 用穴　阿是穴。

3. 用法　橘皮与生姜捣烂，加入适量清水浸泡10分钟后煮沸，用纱布或棉花沾取药液，趁热湿敷于患处。注意药液温度，以免烫伤皮肤，每日2次，每次30分钟。

4. 主治　冻疮。

处方四

1. 用药　桂枝50克，川椒30克，干姜30克，红花20克，荆芥20克，细辛10克。

2. 用穴　阿是穴。

3. 用法　将上述药物放入砂锅内加水浸泡，按中药煎制方法煎煮，去渣取液。用纱布或棉花沾取药液，敷于患处，每日2～3次。

4. 主治　冻疮。

处方五

1. 用药　当归100克，红花50克，干姜50克，肉桂50克，细辛25克，樟脑25克，橘皮25克，白酒适量。

2. 用穴　阿是穴。

3. 用法　将上述药物捣烂，加入白酒浸泡48～60小时，去渣取液，用纱布或棉花沾取药液敷于患处，每日3～5次。

4. 主治　冻疮。

处方六

1. 用药　白萝卜 10 克，植物油适量。

2. 用穴　阿是穴。

3. 用法　萝卜捣烂，与植物油一同煮沸，去渣取液。用纱布或棉花沾取药液，趁热湿敷于患处。注意药液温度，以免烫伤皮肤，每日 2 次，每次 30 分钟。

4. 主治　冻疮。

处方七

1. 用药　樟脑 5 克，熟猪油 30 克，蜂蜜适量。

2. 用穴　阿是穴。

3. 用法　樟脑研成细末，与猪油、蜂蜜混合成膏状，取适量涂于患处，盖以纱布，胶布固定。每日 1 次。

4. 主治　冻疮。

处方八

1. 用药　山楂适量。

2. 用穴　阿是穴。

3. 用法　山楂烤熟后捣烂成泥状，取适量敷于患处，纱布包扎固定，每日 1 次。

4. 主治　冻疮。

【附记】　欲减少冻疮的发生，关键在于入冬前就开始预防。加强运动锻炼，提高机体耐寒能力。入冬后注意全身及手足的保暖和干燥，衣帽鞋袜应宽松干燥。饮食上可适当多吃些温性及热性食物如羊肉、鹿肉、韭菜、茴香等。冬季应注意四肢的血液循环，多反复搓擦面部、双手、双耳，多起身活动以促进气血流通，避免久站久坐。受冻后不宜立即烘烤或用热水浸泡，应在温水中逐渐复温。对严重冻伤者应密切注意注意生命体征，必要时通过按摩来增强心脏功能，并在保暖的情况下进行抢救性治疗。